读懂自然，读懂社会，才能读懂中医。

如果把中医比作是武林的话，那么经方就是武林至尊。

—— 赵亮

经典经方
实践录

赵亮　张燕　著

中国健康传媒集团

中国医药科技出版社

内 容 提 要

　　本书主要为赵亮教授的学术思想和其关于经典经方的临证实践录（含类案和简案），搜集整理他的医案 120 余个，其中以记录较详细的 31 个医案为主案，给予详细辨证思路、遣方用药分析。分析主要分为两部分，一部分是"辨治体会"，主要从病案本身出发，分析辨证思路、立法选方、遣方用药等；一部分是"按"，主要由病案出发但不局限于病案本身，引申扩展相关知识，或鉴别诊断，或针对此案关键点、难点重点分析，或提出某些观点，以使阅一案而解数案。分析结束以"此案关键点"总结提炼本案重点，再以 3 个与主案类似的医案附之于后，称为"类案"。之后附以赵亮教授弟子张燕的传承医案，选取临床疗效确切、辨证思路独特的医案，供读者参考。本书适合中医临床工作者、中医院校师生、中医经方爱好者阅读使用。

图书在版编目（CIP）数据

　　经典经方实践录 / 赵亮，张燕著 . — 北京：中国医药科技出版社，2020.8
　　ISBN 978-7-5214-1903-0

　　Ⅰ . ①经… 　Ⅱ . ①赵… ②张… 　Ⅲ . ①经方—汇编 　Ⅳ . ① R289.2

　　中国版本图书馆 CIP 数据核字（2020）第 105348 号

美术编辑　　陈君杞
版式设计　　也　在

出版　**中国健康传媒集团** | 中国医药科技出版社
地址　北京市海淀区文慧园北路甲 22 号
邮编　100082
电话　发行：010-62227427　　邮购：010-62236938
网址　www.cmstp.com
规格　710 × 1000 mm ¹/₁₆
印张　10 ¹/₄
字数　163 千字
版次　2020 年 8 月第 1 版
印次　2021 年 3 月第 2 次印刷
印刷　三河市航远印刷有限公司
经销　全国各地新华书店
书号　ISBN 978-7-5214-1903-0
定价　**39.00 元**

获取新书信息、投稿、为图书纠错，请扫码联系我们。

袁　序

中医经典，是中华民族先圣先贤经数千年对宇宙自然的观察，结合自我生命体验和临床实践形成的，经历代医家临床实践验证，为历代医家公推、公认的中医学公理、定理。

中医经方，是自上古神农尝百草而辨药、食性味，艺六粮育万民，创用草药而救治病苦；伊尹和合汤药、创制中医药复方，复经千年临床实践淘洗，传承至汉魏为张仲景所整理纳入《伤寒杂病论》的药味精简、治疗方向目的明确、疗效可靠的古方体系。

中医学是临床实践的医学。中医学最重要和核心的价值，就在于临床疗效。正是由于具有卓越的临床疗效，所以中医药学自数千年以来，流传至今，并在现代科学技术发展日新月异的今天，流布海外，愈益受到尝试使用过中医药的人们的喜爱。与中国中医学生都是高中毕业的青年学子不同，在欧、美、澳、非等地区，数以万计的各族裔中医人士，绝大部分都是由于接受了旅居海外的有着良好传承的来自中国本土专业的中医治疗，感受到中医疗效的神奇与安全可靠，而毅然改行、学习中医，走上中医之路的。中医药的国际化之路，正是中医临床实际疗效影响之所致。

武术家有言"练拳不练功，到老一场空；练功不练拳，如同没有钱"。练功是运用的力度，是修为的层次，是道的境界；练拳是实战的方法，是具体的应战的技巧和技术。二者相互为用，缺一不可。这个世界，有宏观的世界，也有微观的世界。实际上，每一个生命都是一个宇宙。生命的学问，是世界上最大的学问。中医研究生命，有自己的方法道路。经典为道，经方是术。尊重经典、熟读经典，在临床上应用中医经典理论认识疾病病因病机，在临床上实践验证中医经典学术与经方临床疗效；在对经典与经方参悟和陶冶中，道、术并进，提高临床诊治处

1

方用药的水平和层次；从治病到护佑生命的标与本，让每一个接受中医治疗的人，得到中医最大的好处，而且渗入生命的层次。这应该是我们中医人终生的修行。

赵亮大夫，是我在 2018 年珠海世界中医药学会联合会古代经典名方临床研究专业委员会成立大会期间认识的青年中医才俊。近来肺瘴之病流行海内外，各国均受其殃。赵亮大夫主动请缨，第一时间参加广东湛江地区新型冠状病毒肺炎患者诊治，积累了丰富经验。虽然交流有限，但是深感他是一位业精于勤、在学术与临床上有明觉正智的中医药专家，是一位在临床上敢于担当的好医生，诚然是现当代优秀青年中医的杰出代表。

医易同源。《周易》及《黄帝内经》，以阳气为生命之主导立论，仲景《伤寒论》宗其意，融合传承至汉代的经方家学术与医经家学术为一炉，借鉴《内经》辨寒热、虚实、阴阳、表里及经脉辨证临床方法学，演《素问·热论》三阴三阳及十二经脉证候为六经辨证，并结合《内经》《难经》等古医书脉诊等诊法入外感及杂病经方临床，倡导辨（六经）病、脉、证并治的中医药临床方法学模式，不仅适用于外感、伤寒及时疫疠气，还可广泛应用于杂病，得到了历代医家的追随与尊崇，以致仲景以后，仲景经方之学独传。

赵亮大夫本前圣之旨，应用和倡导温化学术思想于临床，常常获得显著疗效，历年经久，颇富心得体会；不私其秘，曾撰《经方温化发微》，前已梓行；今又著《经典经方实践录》，嘱予为序。因叨赘数语，略述拜读该书的一点心得；医海无涯，且与赵亮大夫共勉，见笑于大方之家矣。

英国中医师学会副会长

袁炳胜 教授

欧洲经方中医学会副会长

庚子春旅居英格兰第十三年

王　序

在我读完赵亮专著《经方温化发微》颇感欣然之际，又有其新作《经典经方实践录》即将出版，请我作序。这就像刚想引吭高歌就有人提供一切准备就绪的舞台一样，快哉快哉！

和赵亮的初识是 2018 年 4 月他邀请我参加经方抗癌的广州"中医实战经方学术论坛"的演讲。赵亮文质彬彬，风华正茂。近两年来，我对这位三甲医院的治未病科主任有了更多了解。尤其是读其大作《经方温化发微》后，对他丰富的经方应用经验高度赞赏，对他的一系列新观点鼎力支持。如"寒湿为诸病之源""病多寒湿、法当温化"；"寒热之位"，生理上当从自然之象，即上寒下热，病理上自当是逆于自然之象，即上热下寒；"药证是方证尖端"，经方的临证使用原则："方证对应，药证相合"；等等。他的"脉学至简"说虽未展开，但我深以为然。因为张仲景云"夫脉当取太过不及"，是何等简明扼要。

我很羡慕赵亮主任，他遇上了好时代。回想我在青年时期，整个社会思想禁锢已久，信息来源狭窄，传播速度缓慢，科学界尤其是中医界治学思路和方法受到很大局限。所以我就算很努力了，1992 年出版的《经方各科临床新用与探索》一书，自办发行，即使有陈亦人教授的大力推荐，销量和影响也非常有限。而《经方温化发微》一书，作为"经方实战书系"于 2019 年 5 月隆重推出，6 月份就已第 2 次印刷。这与他正值盛世，敢于实践，思路开阔，文风简明，想说就说，该说就说，以及现在的"中医热""经方热"造成的广泛社会需求不无关系。

值得欣慰的是，就在前几天，赵亮荣任湛江市中医肿瘤研究所所长。这同我一样，经过了学经方、用经方的大内科磨练，在合适的时间进入了当今热点难点疑点集中的肿瘤领域。正应了黄煌教授"经方要在重大疾病面前发挥作用"这句话。当时我先后在第四军医大学肿瘤研究所任副所长、柳州市中医肿瘤研究所任所长，也正是这个机缘才使我在经方抗癌方面有了进一步深入的研究。而他在本书一开始就重视肿瘤发生、发展的机制即"寒湿瘀夹热"，和我提出的"寒热胶结致癌论"不谋而合。我相信，赵亮所长长于治未病，重视整体观的大格局和他对经方应用的驾轻就熟，将来一定能在肿瘤领域有所作为，大有作为。

是为序！

广西名中医

王三虎

陕西省名中医

2020 年 3 月 25 日于西安过半斋

赵 序

　　余与弟子著此书，经验源于实践，感悟发自内心，传承经典之学，守正而创新。

　　余幼年之时，常体弱多病，经常患感冒发热、头晕呕吐之疾，父亲虽为当地良医，然当时农村乡镇除西药针水尚无草药可用，每次发作均需打针吃药数日之久方能渐愈，幼小心灵时常渴盼神药神方可一剂而愈。

　　余读大学之时，跟随老师识药记方，常感自信满满，跃跃欲试，及至自身感冒，遂投麻黄汤、桂枝汤、银翘散皆无效，请师开方然发热依旧，无奈之下只好再打点滴数日缓愈。这让我铭记了孙思邈在《大医精诚》中所言："读方三年，便谓天下无病可治；及治病三年，乃知天下无方可用。"

　　到底是中医真的不行，还是自身学识尚浅，为一探究竟，大学毕业遂选择继续读研深造。三载光阴不敢失，余白天跟师临证，夜间馆内读书，时常慨叹书中名医遣方用药即可妙手回春，看似无所不能，然临床所见皆是中医为辅、西医为主，纵是大牌名医亦是中西并用，且疗效平平。

　　幼时对中医的渴盼，大学时对中医的自信，在读医八年的光阴里就这样渐渐磨平，中医的从属地位不知何时起已在心底定格。

　　然不服输的精神从未在我的骨子里消失，为再寻中医大道，毕业后我毅然决然选择了门诊纯中药看病，不开一片西药，不开一粒中成药。其间，冷嘲不断，热讽不断，打击不断，然我坚信中医的梦想亦不断。

　　从《易经》到《内经》，从伤寒到温病，从五运六气到各家学说，从名医经验到御医心得，一路学来，无不辛苦。也许是诚心，也许是幸运，让我在2014年底初识名医胡希恕之著作，一时间犹如醍醐灌顶，激动之情久久难平。

　　想想研学胡老著作至今已5年有余，终于可以做到感冒发热应手即愈，平血压，复血糖，医中风，救心衰，疗心梗，消肿瘤，祛痛风，降血脂，治鼻炎，助怀孕，不知何时已成了患者心中的"无所不能"！

中医是伟大的，她的伟大在于整体论治，化病无形。病虽多端，不出阴阳；症虽繁杂，机制相同；寒湿夹瘀，乃诸病之机；阳上阴下，乃失调之理！

值此新书《经典经方实践录》付梓之际，序言寥寥数语，难以言尽求学中医感慨之情，惟愿此书可以帮助更多迷茫中的中医人寻到正途，以救天下苍生！

赵　亮

湛江市中医肿瘤研究所

编写说明

1. 本书主要为赵亮教授的学术思想和其关于经典经方的临证实践录（含类案和简案），并于其后介绍弟子张燕医生的临证体会，供大家参考学习。

2. 本书中所有案例处方采用的煎煮法均为药物同煎，不分先煎后下，皆武火煮开改文火超过1个小时。关于"中药煎煮法的思考"请参考赵亮所著《经方温化发微》一书，书中设有专篇详细讨论。

3. 本书中所用制附子皆为"黑顺片"，关于附子的炮制请参考赵亮所著《经方温化发微》一书，书中设有专篇论述，里面的案例制附子用量最高未超过30g，加上煎煮时间均已超过1个小时，故无毒性反应。

4. 关于"细辛不过钱"之说，源于宋代陈承著的《本草别说》，其所指乃细辛研末用不能过钱。观仲景方用细辛，多用二至三两，但须注意是入汤剂。本书中案例所用细辛常用量为5g，且入汤剂同煎超过1个小时，故无毒性反应。

编者

2020 年 3 月

目　录

学术特色

临证经验

弟子临证发挥

学术特色

◎ 重视整体观念
◎ 强调阳气作用
◎ 寒湿为诸病之源
◎ 大道至简，只分阴阳
◎ 药证是方证的尖端
◎ ……

重视整体观念

传统中医学的整体观念包括人体本身是一个有机整体和人与自然界是一个统一整体两方面的内容。主要以阴阳五行学说和精气学说为基础，认为人体以五脏为中心，通过经络系统，把六腑、五体、五官、九窍、四肢百骸等全身组织器官联系成有机的整体，并通过精、气、血、津液的作用，完成机体统一的功能活动。人体各组织器官在功能上相互协调、互为补充，在病理上则相互影响。同时，人的生命活动也与自然界的变化息息相关，认为天有三阴三阳六气的变化和木、火、土、金、水五运的变化，人体亦有三阴三阳六经之气和五脏之气的运动，而且自然界中阴阳五行的运动变化，与人体五脏六腑的功能活动是相互收受通应的。人与自然界的统一整体关系，即为"天人相应"。

在此基础上，临证要强调人与疾病是一个统一整体，疾病自身发生、发展与转归也是一个统一整体，因此治疗过程也应该重视整体。比如肿瘤，肿瘤是全身性疾病的局部表现，肿瘤来源于人体本身，与人体互相融合。所以不能把肿瘤单独看待，一割了事，而要把肿瘤和人体看成一个整体，还要重视肿瘤发生、发展的机制即"寒湿瘀夹热"，只针对肿瘤本身去治疗的话最终会"野火烧不尽，春风吹又生"，打个比喻来说就是能让草木不生长的办法在于改变环境，而不是火烧或者斩草。因此，我提出肿瘤的治疗大法：论持久战（即扶正为主，类似国家治理中发展才是硬道理），论游击战（即抗瘤为辅，类似国家治理中反腐打黑）。再如糖尿病，降糖不是目的，如何通过整体治疗使胰腺恢复胰岛功能，解除胰岛素抵抗才是康复的关键。又如高血压，目前高血压的中医治疗多从肝阳上亢入手，未从阴、阳、气、血、水各方面整体考虑、抓住核心病机，故而疗效欠佳。

我在给学生讲课时，一般"以牛喻病"来精辟论述整体观念和辨证论治的关系，我把辨证论治比作拉着牛尾巴，所以治疗上要依证的变化不断调整方药，就像跟着牛（即疾病）的屁股后跑一样；而整体观念就好比是牵着牛鼻子，可以随时控制整头牛，做到牛随我动，药到病除。

其实张仲景《伤寒论》中讲六经病，六经病并不是一个个独立的六种疾病，而是一个疾病的六个阶段。将六经作为一个整体来看待就能很好地理解六经的传变规律。六经病的传变规律，把人体的整体性及人与自然界的广泛联系性充分考虑进来，疾病的传、变、合病、并病、直中的发生与个人正气的强弱、感邪的轻重、治疗是否得当、体质的差异、地域的不同以及有无宿疾等因素有关，从而做到以"六经钤百病"。

我爱国学，常常研读《易经》，发现太极图很好地体现了中医的整体观念。我将《易经》与中医结合，领悟出"太极"就是中医的"整体观念"，"阴阳变化"就是中医"辨证论治"的根基。就如"太极"图一样，阴阳一体，阳中有阴，阴中有阳，阴阳平衡，万物和谐。大道至简，人体也一样，在健康状态下"阴平阳秘，精神乃治"，如果一方增加或者减少，阴阳失衡，则会出现疾病。此时治疗只需用整体观念，判断阴阳多少，损不足，补有余，使阴阳重归于平衡即可，不必被复杂的临床症状所迷惑。正如《庄子·齐物论》所言"天地与我并生，而万物与我为一"。

强调阳气作用

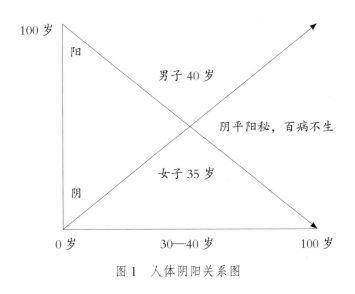

图 1　人体阴阳关系图

图 1 是我受邀在山东中医药大学举办的第十届全国中医药博士生论坛经方分论坛上授课时提出的原创学术观点，我绘制这张图的目的就是为了给大家深刻揭示人体的生命规律。

（1）从图1我们可以直观了解到，人从出生到生命结束，阳气在一天天减少，直到生命结束阳气消耗殆尽，所以生命自然状态的长短取决于阳气的多少，换句话讲就是阳气决定着寿命的长短，故而中医常说"留得一分阳气，便留得一分生机"。

（2）从图1我们还可以了解到，男子40岁、女子35岁之前，人体阳多于阴，故而生病常以阳热疾病为主，如经常发热、咽喉痛、痤疮、甲状腺功能亢进等代谢旺盛的疾病；男子40岁、女子35岁之后，人体阴多于阳，故而生病常以阴寒疾病为主，如经常怕冷的症状及肿瘤、高血压、冠心病、中风、糖尿病等代谢障碍的疾病。

（3）从图1我们不难发现，30~40岁之间，阴阳彼此最接近，从每个人的自身也可以感知到，这个年龄段是我们人体最少生病的时候，这就是"阴平阳秘、百病不生"的奥秘。然而阴平阳秘的阶段毕竟是短暂的，人体终将走向阳气的衰败，随着阳气的衰减我们的身体日渐衰老，这是任何力量都无法打破的自然规律。而且随着阳气的衰减，一些大病、重病、慢病接踵而来，这就是今天很多人40岁后体检发现自己全身都是病，血脂高了，血糖高了，尿酸高了，血管堵了，血压也高了，甚至身边本来好好的人突然就查出来癌症，究其原因就在于阳不能化气了，阴就注定会成型。

我喜爱研究国学，常跟学生说我们中国的造字很值得去研究，比如"人"字，极简却意义非凡，左边一撇代表人的前半生，极度繁华，是在奋斗爬坡之象；而右边一捺则代表人的后半生，逐渐落寞，是归于安静之象，换句话说就是人生一半是"争"、一半是"随"。所以，人应该学会顺其自然，前半生努力奋斗，后半生安享幸福，始终怀有"得之我幸、失之我命"的一种豁达心态，心态平和了，疾病也自然减少了。

通过对图1的分析，我们不难明白，阳气是我们人身立命之本。阳气决定着人体寿命的长短，阳气足则寿长，阳气衰则寿短；阳气同时也决定着疾病的发生，阳气足则病热病实，阳气衰则病寒病虚。故而，我在临证、养生方面非常强调阳气为本的思想，在中医界创新性提出了"经方温化学术思想"，并率先创建了"经方温化学术体系"。

经方温化学术体系概述如下。

（1）阳气为人身立命之本，阳气决定着人寿命的长短和疾病的发生，人之一生乃阳气逐步衰减与阴气渐趋旺盛之过程。

（2）阴阳是人体疾病辨证之总纲，所谓"阴阳失调"乃阴阳之位颠倒和阴阳盛衰之变化，其中阳气为主导，阴随阳之多少而变化。

（3）"气、血、水"是人体运行三大物质，人体阳气不足推动无力，必将导致"气滞、血瘀、水停"。

（4）寒湿瘀为诸病之源，长斑、致瘤之机制；寒湿瘀趋下，常逼阳浮于上，故"上热下寒"为病之常态。

（5）病多寒湿，法当温化；温化之法，温阳为基，化湿化瘀，以温达化，清上温下。

寒湿为诸病之源

通过对人体生命规律的分析，结合现代人生活方式和地域气候等特征，我率先提出了当今国人的寒湿体质特点，并提出"寒湿为诸病之源"和"病多寒湿、法当温化"的经方温化学术理论体系。兹就寒湿体质成因及寒湿对人体的影响简述如下。

一、寒湿体质成因

1. 地域气候因素

我国地域广阔，南北气候差异较大，清代广东名医何梦瑶通过仔细观察、研究岭南气候条件下人体病变的规律，在《医碥·中湿》中说："岭南地卑土薄，土薄则阳气易泄，人居其地，腠疏汗出，气多上塞。地卑则潮湿特盛，晨夕昏雾，春夏淫雨，人多中湿，肢体重倦，病多上脘郁闷，胸中虚烦，腰膝疼痛，腿足寒厥。"这说明气候潮湿之地，人们多由湿致病，则见四肢沉重困倦，胸腹满闷，腰膝腿足疼痛等病。

2. 饮食因素

随着生活水平提高，今人或嗜食肥甘，或贪凉饮冷，或喜药膳滋补，皆助湿生痰，影响脾胃运化。尤其岭南地区凉茶文化盛行，不辨体质，常饮清热泻火祛湿之凉茶或以薏苡仁、土茯苓煲汤，虽可暂时清热祛湿，然长期饮用导致阳气受伤则寒湿内生。部分沿海地区居民，进食海鲜较多，海鲜多性寒，如若食之不当，不搭配生姜等祛寒之品，久食易伤阳蕴湿。而现在年轻人多以饮冷为时尚，满街都是冷饮店，无冰不爽，无冷不欢，脾胃阳气大伤，而酿生寒湿。寒湿停聚肠胃可见胃痞、腹痛、泄泻等病。

3. 长期熬夜

现在熬夜已经成为一个全民问题，小至孩童老至耄耋老人睡觉都较晚，人体阳气耗散太过又得不到涵养补充，以致阳虚而寒湿内生。寒湿聚于下而虚阳浮于上，又可导致虚烦不得眠、早醒、多梦、眠浅等睡眠障碍，形成恶性循环。

4. 错误运动

对于运动，大部分人呈现两个极端，要么不运动，要么运动过度。不运动之人，易气机郁滞，寒湿内阻；运动过度之人，汗液长期大量流失，气随津泄，易导致阳气不足。中医学认为，血汗同源，精血同源，适量出汗是机体的新陈代谢，过量出汗则消耗人体阳气，消耗精血物质基础，因此容易出现关节疼痛等痹证。

5. 空调普及

空调的普及使大家失去了夏季出汗的机会，人与自然是一个整体，人体的生理过程要与四季的变化相适应。如果夏季不出汗，或者汗出不去，人体津液循环就会出问题，导致湿邪内停。同时空调寒气易侵袭人体，导致寒湿内聚，内聚的寒湿气又会阻碍秋季人体收藏的过程，秋季人体收藏不够，到了冬季就无以温养我们的阳气，更不能为来年春天的生发储藏物质了。因此春季就容易得感冒、过敏性鼻炎等病。

6. 药邪损伤

为求速愈盲目地大量输液或者不辨人体寒热，不顾正邪盛衰，见咽痛、发热就滥用苦寒清热之剂，皆可损伤人体阳气，使寒湿内停。输液之时大量寒凉液体快速进入人体内，其实就是中医之水邪，如若超过人体运化范围就会停留体内成为寒湿。苦寒清热之剂更是应辨证使用，中病即止，过用会致人体阳气受损，难以恢复。

二、寒湿对人体的影响

（1）寒湿之患，逆于头上，则头晕目眩或头重如裹。

（2）结于咽喉，则咽之不下，吐之不出，如有异物感。

（3）引动于肺，则或咳或喘。

（4）寒饮停胃，则呕吐或胃痛。

（5）寒湿下注，则下利或腹痛。

（6）客于冲任胞宫，则月经不调、不孕或带下。

（7）寒湿痹于腰部，则腰痛。

（8）寒水泛溢，则水肿。

（9）水气凌心，则心悸。

阳虚生寒，失运成湿，寒湿易凝，凝致痰瘀，痰瘀结瘤。正如《灵枢·百病始生》所云："积之始生，得寒乃成，厥乃成积也……厥气生足，挽生胫寒，胫寒则血脉凝涩，血脉凝涩则寒气上入于肠胃，入于肠胃则䐜胀，䐜胀则肠外之汁沫迫聚不得散，日以成积。"

因此在疾病治疗上可根据寒湿所停部位采用温化治法。上焦寒湿则温肺化饮，中焦寒湿则温中燥湿，下焦寒湿则温阳利水。具体治法及医案可参看第二篇医案部分。

大道至简，只分阴阳

我在临证和教学时常常提起《易经》：学医须先学易，方可从天地大道中解读中医，否则只能为"术医"层次，上升不到"道医"境界。

易之为"易"，从日从月，乃一阴一阳之谓道也。世间万事万物皆可分阴阳，也只可分阴阳，如昼夜、男女、高低、胖瘦、深浅等等，那么中医也不例外，自然也应该只分阴阳。据此，我认为人体疾病亦应只分阴阳，即一寒和一热，临证只需辨别寒热之位和寒热所占比例多少即可。

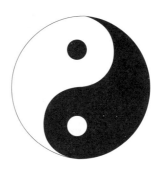

图 2　太极图

1. 所谓"寒热之位"，生理上当从自然之象，即上寒下热

爬过玉龙雪山或泰山的人就会知道，山下热得可穿短袖短裤，而山顶冷得必须穿羽绒服或皮袄。地上如此，地下亦是如此，地壳下为岩浆，上为水液，火蒸水升，则地表生物生生不息。所以，"寒"之本位在上，"热"之本位在下，寒气下降而热气上升则天地交感，万物得生，这也是《易经》六十四卦中"泰卦"之象。其实这很容易理解，就人体而言，头脑是越冷越聪明，一旦头脑发热就容易冲动犯错，故而中国老祖宗总结了一句养生智慧即冬天应该"冻头暖脚"，脚暖则一身尽暖，脚冷则一身皆寒。因为脚部是我们人体动静脉交换之所在，距离心脏最远，如果脚部温暖则回流到心脏的血液就暖，血再通过心脏流向全身则全身就温暖，都是这个道理。

2. 所谓"寒热之位"，病理上自当是逆于自然之象，即上热下寒

当今患者常诉经常烦躁、失眠、口干口苦或稍吃补品即上火，而又腰酸腰痛、双腿乏力、大便稀烂或无力排出，此即为典型之上热下寒证候特征。究其形成原因乃寒湿体质所致，寒性下降，湿从水性亦趋于人体下部，人乃阴阳综合之体，寒湿趋下势必逼迫阳气浮越于上，则上热下寒之体成也，因"上热下寒"与自然之象相反，故而罹患疾病。此乃《易经》六十四卦中"否卦"之象。

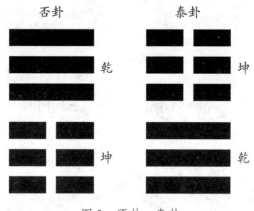

图3　否卦、泰卦

我在治疗疾病时常辨证为"上热下寒证"，"上热下寒"乃当今患者之通"证"。辨清了证，我们只需要了解寒热所占比例之多少即可遣方用药，然而最难的就是了解寒热所占比例之多少来确定药物用量之大小了，这不仅需要我们熟识药性，多临床实战，更需要我们有足够的悟性。过去我们很多学习中医的人常批评古代医家或者中医师傅如何保守，只传方剂不传药量，其实不传之秘在于需要我们"心领神会"，这就像炒菜放调料，到底应该放多少最好呢？要综合考虑不同菜系、菜量多少、患者口味轻重等多方面因素而决定。

药证是方证的尖端

我们常听一些经方大家讲"方证是辨证的尖端"，用经方治病，辨方证是关键，能辨对方证就能药专效宏，达到"一剂知，三剂愈"的效果。所谓"方证"，是指一首方的适应证，一般为一个证候群，也可包括特异性体征和四诊

信息。我认为辨方证用经方虽然简便实用，但有一定的局限性，就是患者证候不可能都按照某个经方方证或某几个经方的组合方证而得，许多时候我们必须在辨方证用经方的基础上加用某些特定的药物才能直达病所、直击主证而获痊愈。

我喜欢以兵法论中医，常把方比作兵法压住阵脚所用，把药比作兵法克敌制胜之关键。因此我在方证的基础上创新性提出了"药证是方证尖端"的理论，并特别提出经方的临证使用原则：方证对应，药证相合。这个很容易理解，就像《三国演义》中，关羽率军出战，所有军士压住阵脚，而关羽阵前取了敌人上将首级，整场战争便可大获全胜。药证就是方证的灵魂，辨对药证、选准药物才能使辨方证用的经方大获全胜从而治愈疾患。

具体而言，"药证"就是指一味药的适应证，一般是一种症状，也可为某个体征。每味药都有自己的药证，比如葛根对于颈项僵硬有特效，颈项僵硬就是葛根的药证；牛膝对腰膝酸软有特效，腰膝酸软就是牛膝的药证；石膏对口干躁烦有特效，口干躁烦就是石膏的药证；又如黄芩药证是口苦，对于口苦的患者都可以使用；生地大剂量使用擅长止血，出血就是生地大剂量使用的药证。此即"有是证、用是药"的道理所在。

但药证并不唯一，一个药可有多个药证。比如石膏，对应的药证有发热、口干、咽痛、口腔溃疡等，但见一证便可用。一个症状也可对应多个药，即为多个药物的药证，比如口干可为石膏、天花粉药证，使用时就要判断口干的类型，如果为阳明口干，选石膏，如果为阴液不足所致的口干就选天花粉。同一个药，不同剂量，有可能药证就不一样。比如白术小剂量可祛湿健脾治疗脾虚湿盛证，大剂量可补气通便治疗脾虚排便无力。有时也可以多味药对应同一药证，比如苍耳子、辛夷、白芷的药证都是鼻塞流涕。药证也可能是对应的一对药或者多个药，比如白鲜皮、地肤子其药证是皮肤瘙痒，治疗皮肤瘙痒时常二药合用，有时还加防风，三药合用；治疗寒湿痹证常附子、苍术合用，寒湿关节疼痛就为此二药的药证。

药证的使用以桂枝汤为例，桂枝汤方证是汗出、恶风、脉浮。临床见此三症就可选用桂枝汤。但是临床常难见到只有此三症状者，通常伴有其他症状，这时就需要辨药证来进行处方加减。比如患者有项背强痛者，"项背强几几"为葛根药证，需加葛根；患者恶寒关节痛，为附子药证，需加附子；如有气从少腹上冲心者，气上冲为桂枝药证，需加桂枝二两；如果有喘者，加厚朴、杏仁；如下之后，脉促，胸满者则去白芍等等。加药或减药，都以临床见证的变化而变化，紧随药证。

药证的重要性正如《本经疏证·序》邹澍所说："不知一病有一病之方，一方有一方之药，一药有一药之效，不能审药，何以定方？不能定方，何以治病？"因此我们在辨方证的基础之上，还要辨清药证，据证加减才能使处方无限接近于疾病本质，从而达到覆杯而愈的效果，所以说"药证是方证的尖端"。

我们讲经方一般指张仲景《伤寒杂病论》中的方子，那么我们讲药证也应该是参考与之一起成体系的本草著作，即《神农本草经》，这样才能更接近经方的本意，不至于在经方加减时失了原意。我们对经方药味的理解和加减都应该参考《神农本草经》，而不是后世本草著作。比如石膏，《神农本草经》谓其"味辛，微寒"，而现在中药书籍却谓其"大寒"，但是我们看《伤寒杂病论》中石膏的用量就知道，动则如"鸡子大""半斤""一斤"用量，不可能为大寒之物，且今日之人做豆腐常用石膏来点，亦充分说明了石膏并非大寒之品。

对于药物的药证，除了以上举例的药物外，其他药物的药证，会在中篇各病案分析中具体详述。

抓主证，选主方；明兼证，合方用

根据大量临床实践，我总结出使用经方的关键在于"抓主证，选主方；明兼证，合方用"。辨证论治是中医必须遵循的基本准则，上一篇文章已经说了"方证是辨证的尖端，药证是方证的尖端"。我们在辨证时不仅要辨清方证、药证，还要辨清主证、兼证。

一、抓主证，选主方

大家要注意，此处是"抓主证"而不是"抓主症"。主证是指决定全局而占主导地位的证候。主证不等于主症，更不等于主诉。主证反映了一个疾病的本质，是主要病机的外在表现。比如六经病，它们的主证就是每篇开头的提纲证：太阳病的主证是脉浮、头项强痛而恶寒，太阳中风主证为发热、汗出、恶风、脉缓，太阳伤寒主证为恶寒、体痛、呕逆、脉阴阳俱紧；阳明病的里证的主证是胃家实，阳明外证的主证就是身热、汗自出，不恶寒反恶热；少阳病的主证为口苦、咽干、目眩；太阴病主证为腹满而吐，食不下，自利益甚，时腹自痛；少阴病主证为脉微细、但欲寐；厥阴病主证为气上撞心，心中疼热，饥而不欲食，食则吐蛔。临床见此主证则可诊断为该病，这就是病的主证。

患者就诊时，主证常常混杂在患者各种症状体征当中，需要四诊合参提炼出主证，即抓主证，再根据主证去选择对应的方剂治疗，即选主方。主方的选择依据是什么呢？依据方证。如果一个病的主证与一个方的方证吻合，那么我们就可以选这个方来作为主方。比如主证是发热、汗出、恶风，桂枝汤的方证也是发热、汗出、恶风，那么就可以选桂枝汤为主方；主证是腹满、饮食不振、自利，理中汤方证也是腹满、饮食不振、自利，那就可以选理中汤为主方。现举一个病案如下。

案 袁某，男，43岁，2018年12月24日初诊。患者有胃窦炎、乙肝病史。现大便烂、肠鸣、矢气、味臭，脘腹易胀满，嗳气，无口干口苦，无胃痛，舌淡苔白腻，脉沉细。根据患者症状很容易抓出此案主证为"大便烂、脘腹易胀满、嗳气"，与半夏泻心汤的方证"呕、利、痞"相符（嗳气与呕都为胃气上逆的表现可视为同一类证候，大便烂为利，脘腹易胀满为痞），故而方选半夏泻心汤加减，7剂而愈。

二、明兼证，合方用

大部分时候临床疾病是复杂的，除了主证之外还可能有兼夹证。那么兼夹证是什么呢？兼夹证可在主证的前提下出现，附于主证而存在，但又补充了主证证候的不足。凡是不能归属于主证证候，不能用主证病机解释的新证候，就可以叫做兼夹证。内科杂病最常见的就是兼夹血瘀证、痰饮证等。

抓主证、选主方，不代表对兼夹证不管不顾，可以在辨明兼证的基础上合方治疗，即"明兼证，合方用"。

有的人认为经方就是短小精悍的，是不能加减的，是不能改变用量的，对此我持反对意见。方证是药证的组合，有是证方可用是药，药量也应该根据患者具体病情而作调整，在《经方温化发微》一书中我特别指出：中医唯有实事求是，才有真发展。

对于经方合用，在临床实践中可以大大提高经方的治疗效果和治疗范围，在《伤寒杂病论》中不乏合用之例子。比如桂枝二麻黄一汤、桂枝麻黄各半汤、桂枝二越婢一汤、桂枝去芍药加麻黄附子细辛汤、柴胡桂枝汤等等。又如小柴胡汤中包含了小半夏汤、茯苓饮中包含了橘枳姜汤、柴胡桂枝干姜汤中包含了栝楼牡蛎散，等等。很多经方本身就是由其他经方合用加减而来的。我们发现，经方合用之后主治病症范围明显扩大，不只局限于两方证的简单相加，而可以治疗很多新的病症。比如本书中篇第九篇文章《眩晕非阳亢，温化用之良》中的病案就同时使用了多首经方。

再举一个病案如下。

案 陈某，女，54 岁，2018 年 1 月 16 日初诊。患者睡觉时总觉有物体在上方旋转，胃痛、口干、口苦，纳可，大便干结，健忘，舌质紫暗，苔白腻，舌底静脉迂曲，脉沉弦。患者"睡觉时总觉有物体在上方旋转"为非特异性症状，剩余症状中"胃痛、口干、口苦、大便干结"为大柴胡汤主证，"健忘、舌质紫暗、舌底静脉迂曲"为血瘀证，故而方选大柴胡汤合桂枝茯苓丸加减。5 剂后复诊：诸症悉除。

浅析经方对新型冠状病毒肺炎的辨治思路

2019 年 12 月份以来，湖北省武汉市陆续发现多例新型冠状病毒肺炎（COVID-19，简称"新冠肺炎"）患者，随着疫情的蔓延，我国其他地区及境外也相继发现了此类病例。该病作为急性呼吸道传染病已纳入《中华人民共和国传染病防治法》规定的乙类传染病，按甲类传染病管理。随着对新型冠状病毒肺炎认识的加深，依据其具有高度人传人的特点，本病当归属于中医"疫病"范畴。目前西医尚无针对新型冠状病毒（2019–nCoV）感染的特效药物，轻型患者多采用对症治疗，重症患者需进行呼吸支持治疗。

几千年来，中医对疫病诊治积累了丰富的临床经验，发挥着重要的防治作用。东汉末年医圣张仲景所著《伤寒杂病论》就是一部理、法、方、药体系完整的防治流行性传染病的专著，开创了外感内伤杂病的"辨证论治"先河。兹结合新型冠状病毒肺炎相关文献和个人诊治体会，浅析经方（即《伤寒杂病论》所载方药）对轻型新型冠状病毒肺炎的辨治思路，以飨读者。

一、新型冠状病毒的中医认识

据相关文献报道，武汉首例新型冠状病毒肺炎患者确诊时间为 2019 年 12 月 1 日，由此可以推断此次疫情的发生时间应该是在 2019 年 12 月份之前。而查阅湖北省气象局官方网站可知，武汉于11月中下旬出现过一次强冷空气和二次寒潮，下旬则出现轻中度阴雨天气。明代张三锡《医学六要》指出："天久淫雨，湿令流行，民多寒疫。"《伤寒指掌》云："天久阴雨，湿寒流行，脾土受伤，故多寒疫寒湿。"故新型冠状病毒肺炎当属于中医"寒疫"范畴，正和东汉末年张仲景家族所患之"伤寒"类似，晋代王叔和在《伤寒例》中也首次明确提出了"寒疫"的概念。《重订通俗伤寒论》指出，寒疫是寒邪夹杂戾气或秽湿所产生的传染性疾病。

二、新型冠状病毒肺炎的中医证候特征

新型冠状病毒肺炎是人体感染新型冠状病毒而引起的一种急性呼吸道传染病，临床以发热、干咳、乏力为主要表现。陆云飞、杨宗国、王梅等对50例新型冠状病毒感染的肺炎患者中医临床特征的研究结果显示：新型冠状病毒肺炎患者中，发热42例（84%）、咳嗽31例（62%）、乏力31例（62%）、纳差29例（58%）、口干28例（56%）、腹泻28例（56%）、自汗27例（54%），盗汗24例（48%），白痰22例（44%），恶寒20例（40%），肌肉酸痛20例（40%），口苦18例（36%），头痛15例（30%），胸闷10例（20%），气促10例（20%），便秘6例（12%），黄痰5例（10%）。除上述证候外，我在临床会诊过程中还发现许多患者感染初期常有打喷嚏、轻微鼻塞症状，有的表现咽痛明显且反复发作，值得临床重视。

三、新型冠状病毒肺炎证候的六经归属

根据新型冠状病毒肺炎患者中医证候特征分析及伤寒六经辨证规律可知：
（1）恶寒、打喷嚏、鼻塞、发热、汗出、头痛、肌肉酸痛辨证属太阳病。
（2）乏力、发热、口苦、胸闷、纳差、咽痛辨证属少阳病。
（3）口干、发热、汗出、便秘、黄痰辨证属阳明病。
（4）咳嗽、白痰、纳差、腹泻辨证属太阴病（肺与脾）。
因此，新型冠状病毒感染肺炎患者的病变涉及太阳、少阳、阳明和太阴四个经。

四、新型冠状病毒肺炎的六经传变规律

根据笔者临床观察发现，新型冠状病毒感染肺炎患者感染初期常以乏力为主，或忽冷忽热，或频繁打喷嚏，轻微鼻塞，此时病变常在太阳经；如无药物干预或干预不力，继而则出现低热、咽痛、口苦、纳差、胸闷等，此时病变

进入少阳经；若仍无药物干预或干预不力，则病变进入阳明经，出现口干、高热、汗出、便秘等；如果再无药物干预或干预不力或太过（如中医过用苦寒药物或西医长时间使用抗生素、抗病毒药和激素治疗等），患者病变将会进入太阴经，出现咳嗽、腹泻等证候。这就是新型冠状病毒感染肺炎患者的典型六经传变规律，当然临证各经病变并非独立出现，而是常常数经并存，如会诊时常见患者发热、乏力、咳嗽、腹泻同时存在。

五、新型冠状病毒肺炎的经方证治（适用于疑似和确诊患者）

1. 基础组方

针对新型冠状病毒肺炎"乏力、发热、干咳"的主要证候特征，笔者于2020年1月21日率先在国内推文提出以小柴胡汤加石膏、陈皮、杏仁、桔梗治疗新型冠状病毒肺炎的经方方案（详见微信公众号"实战经方"1月21日推文《莫惊慌，中医经方可应对新型冠状病毒》），具体方药如下。

柴胡 30g	黄芩 20g	法半夏 15g	党参 15g
陈皮 20g	杏仁 15g	生姜 1 片	红枣 2 枚
石膏 45~120g	桔梗 10g	炙甘草 15g	

上方每日 1 剂，水煎服，1 天之内当茶饮。但应用时要结合患者体质和具体情况辨证施治，随症加减。

2. 组方思路

根据《伤寒论》第 37 条："太阳病，十日以去，脉浮细而嗜卧，外已解也。设胸满胁痛者，与小柴胡汤。"第 96 条："伤寒五六日中风，往来寒热，胸胁苦满，嘿嘿不欲饮食，心烦喜呕，或胸中烦而不呕，或渴，或腹中痛，或胁下痞硬，或心下悸，小便不利，或不渴，身有微热，或咳者，小柴胡汤主之。"可知小柴胡汤主治证候为"乏力、发热、咳嗽、胸闷和纳差"等，非常契合新型冠状病毒肺炎的主要证候特征，另依据经方应用定法（详见《经方温化发微》）"三阳合病，取治少阳"的原则，新型冠状病毒肺炎的经方治疗理应以少阳病小柴胡汤作为基础方加减治疗。上述基础组方中柴胡、黄芩解少阳热，石膏清阳明热，桔梗、甘草治咽痛，党参、生姜、红枣、甘草疗乏力、纳差，法半夏、生姜、陈皮、杏仁化痰止咳。

3. 临证加减

（1）方中石膏是退热关键，其用量多少取决于患者体质和发热、口干、咽痛的程度。

（2）咽痛明显者，可于上方加入连翘 30g。

（3）若伴腹泻者，可于上方加入茯苓 30~50g、藿香 10g。

（4）若乏力为主，无明显寒热，可去石膏、桔梗、杏仁、陈皮，合方桂枝汤。

（5）若伴恶寒鼻塞、头痛、肌肉酸痛，可合葛根汤，其中葛根 30~45g、麻黄 10g、桂枝 15g、白芍 15g、生姜 3 片、红枣 3 枚。

（6）若咳嗽明显，白痰或无痰，去石膏，合方射干麻黄汤，其中射干 20~30g、麻黄 10g、紫菀 20g、冬花 20g、干姜 10g（去生姜）、细辛 5g、五味子 15g，陈皮改 30g。

（7）若咳嗽明显，黄脓痰，伴气喘、呼吸困难，合方射干麻黄汤、千金苇茎汤，其中苇茎 50g（可以芦根代替）、桃仁 25g、薏苡仁 50g、冬瓜仁 60~100g。

六、案例赏析

案 杨某，女，26 岁，有新型冠状病毒肺炎确诊患者接触史，因发热、腹泻 10 多天入院。2020 年 2 月 4 日会诊时症状：乏力，低热（T 37.7℃），恶风汗出，口干口苦，头晕心慌，欲呕，胸闷气紧，咳嗽少痰，纳差，大便成型，小便热感。（应感染科要求为减少医务人员感染机会采用了电话问诊，故舌脉未见。）

【六经辨证】恶风、发热、汗出，辨证属太阳病桂枝汤方证。

乏力、发热、口苦、头晕、欲呕、胸闷、纳差，辨证属少阳小柴胡汤方证。

发热、口干、小便热，辨证属阳明石膏药证。

头晕、心慌，辨证属苓桂术甘汤方证。

【处方用药】以柴胡桂枝汤合苓桂术甘汤加减，具体方药如下。

柴胡 30g	黄芩 25g	法半夏 20g	石膏 60g
党参 15g	桂枝 15g	白芍 15g	生姜 2 片
紫菀 20g	冬花 20g	陈皮 30g	红枣 3 枚
射干 20g	苍术 15g	茯苓 30g	炙甘草 10g

2 剂，水煎 4 袋，每 2 小时喝 1 袋。

【疗效反馈】患者于 2 月 4 日 18 点开始服用煎煮好的第 1 袋中药，20 点服用第 2 袋煎煮的中药，患者 22 点体温降至 37.1℃，自诉胸闷、头晕、欲呕消失，依旧气紧咳嗽，有点鼻塞。

2 月 5 日早晨 8 点 33 分电话随访，患者体温恢复正常 36℃，乏力、胸闷、头晕、欲呕、口干口苦、小便热均消失，气紧咳嗽明显缓解，自觉身体恢复良好，感觉轻松了许多。

（注：考虑医院煎煮中药浓度太低，为不影响疗效，特嘱患者2剂1天之内喝完，每2小时喝1袋。）

【临证提要】根据临床观察，新型冠状病毒肺炎患者大部分为轻型，故中药经方治疗能快速改善症状体征和影像学表现，可明显缩短病程，加快患者痊愈康复时间。但由于该病进展较快，故经方应用要注意"稳、准、狠"三原则，力求以最短时间缓解患者病情；对于新型冠状病毒肺炎的密切接触者，根据该病的六经传变规律，建议使用柴胡桂枝汤（或为方便服用可以使用小柴胡颗粒）进行有效预防发病，以从根源上减少确诊患者的增加；对于新型冠状病毒肺炎表现咳嗽、气喘、呼吸困难的重症患者，中医治疗要明确病机，不可以为虚衰而机械照搬温阳大补之方，临床实践证明射干麻黄汤和千金苇茎汤合方治疗快速排痰和改善肺部血液循环可以很好地缓解呼吸困难、提高血氧饱和度。结合临床实践，笔者建议广大一线医务人员中医临证时要明辨病机，灵活用方，精准用药，不可拘泥于书本和指南。

七、小结

纵观中国几千年历史，中医药曾多次抗御烈性传染病，挽救无数百姓的生命。本文结合武汉地区新型冠状病毒肺炎发病前气候特征和疾病流行特点及历代中医对传染性疾病的认识，此次新型冠状病毒当属于中医"寒疫"范畴。根据伤寒六经辨治规律，结合笔者临证救治实践，提出了以少阳病小柴胡汤作为基础方加减辨治新型冠状病毒肺炎，以期为临床更好地辨治新型冠状病毒肺炎提供思路，早日打赢这场"战疫"。

参考文献

［1］中华人民共和国卫生健康委员会. 关于印发新型冠状病毒感染的肺炎诊疗方案（试行第五版）的通知［EB/OL］.（2020-02-05）［2020-02-17］. http://www.nhc.gov.cn/xcs/zhengcwj/202002/3b09b894ac9b4204a79db5b8912d4440.shtml.

［2］Wuhan seafood market may not be source of novel virus spreading globally［EB/OL］.（2019-12-03）［2020-02-04］. https://www.sciencemag.org/news/2020/01/wuhan-seafood-market-may-not-be-source-novel-virus-spreading-globally.

［3］WANG DW，HU B，HU C，et al.Clinical characteristics of 138 hospitalized patients with 2019 Novel Coronavirus–Infected Pneumonia in Wuhan，China．［J/OL］．（2010–02–07）［2020–02–13］．JAMA，2020.https：//jamanetwork.com/journals/jama/fullarticle/2761044.

［4］陆云飞，杨宗国，王梅，等．50 例新型冠状病毒感染的肺炎患者中医临床特征分析［J］．上海中医药大学学报，2020，34（2）：1–5.

［5］赵亮．经方温化发微［M］．北京：中国中医药出版社，2019：132.

（本文曾刊登于国家级学术期刊
《中国民间疗法》2020 年 3 月第 5 期，节选）

临证经验

◎ 痛风有奇方，桂芍知母汤

◎ 术附祛顽痹，寒湿关节愈

◎ 半剂愈咳嗽，温化小青龙

◎ 鼻炎麻附细，温化效如神

◎ 口疮属热证，导赤玉女煎

......

痛风有奇方，桂芍知母汤

案 建某，男，44岁，2017年7月31日初诊。

[**病史**] 右膝关节红肿疼痛1周。患者既往有高尿酸、痛风病史，1周前喝了一碗老火汤后右膝关节突发疼痛，伴红肿。本寄希望于自行缓解，但1周来无减轻趋势，经人介绍来诊。刻下见证：右膝关节疼痛，红肿，怕冷怕风，有汗出，口干无口苦，无头晕恶心，小便黄，大便正常。纳眠可。舌淡边齿痕、苔白腻，脉沉细。

[**处方**] 方选桂枝芍药知母汤加减。

桂枝 15g	白芍 15g	红枣 15g	独活 15g
防风 20g	苍术 20g	附子 15g	茯苓 30g
薏苡仁 30g	石膏 45g	麻黄 10g	羌活 10g
生姜 3 片			

3剂，水煎服，日1剂。

二诊：患者右膝关节仍红肿疼痛，减轻不明显，舌淡边齿痕、苔白腻，脉沉细。

[**处方**] 上方调整剂量，并加减如下。

桂枝 20g	白芍 10g	红枣 15g	独活 20g
防风 20g	苍术 20g	附子 15g	茯苓 30g
薏苡仁 30g	石膏 30g	麻黄 10g	羌活 20g
知母 30g	威灵仙 15g	益母草 30g	生姜 3 片

5剂，水煎服，日1剂。

三诊：患者右膝关节已消肿，稍红，疼痛减轻。舌淡边齿痕、苔白腻，脉沉细。二诊方原方续服5剂。

四诊：患者右膝关节疼痛进一步减轻，已无红肿。舌淡边齿痕、苔白腻，脉沉细。二诊方原方续服7剂。

患者坚持此方加减治疗2个月余，嘱忌海鲜、啤酒、动物内脏、老火汤等高嘌呤饮食，随访1年未复发。

[**辨治体会**] 患者既往有高尿酸、痛风病史，1周前喝了一碗老火汤后右

膝关节突发疼痛，考虑为痛风发作。《金匮要略·中风历节病脉证并治》载"诸肢节疼痛，身体尪羸，脚肿如脱，头眩短气，温温欲吐，桂枝芍药知母汤主之"，患者关节肿大，红肿疼痛剧烈，与此正合。临床上对于痛风性关节炎，关节红肿疼痛，不管是一个关节还是多个关节受累，都可以选用桂枝芍药知母汤加减。患者口干、小便黄为阳明内热，故加石膏以清内热；患者关节肿痛，舌淡边齿痕、苔白腻，脉沉细，为痰湿流注关节，加茯苓、薏苡仁健脾祛湿；再加独活、羌活祛风除湿，通络止痛；加大枣者即调和胃气，又缓解疼痛。因一诊时医院药房知母恰缺货，故而未用。二诊时患者缓解不明显，考虑为病重药轻，且仅服用3天，拟暂不更方，调整药量，加上次缺药之知母，再加威灵仙以增加祛风湿、通经络之力，加益母草活血利水祛湿，续服5剂后三诊症状即明显好转。

按： 桂枝芍药知母汤是由桂枝汤增量桂枝、生姜用量，去大枣，加麻黄、防风、附子、知母、白术而成。增加生姜用量并且加入麻黄、防风旨在发汗解表，加入白术、附子功在祛寒除湿解痹，加知母主要作用为消下肢肿胀。不仅如此，此方涵盖了麻黄附子汤、芍药甘草汤、芍药甘草附子汤、甘草附子汤、桂枝加附子汤（去枣）等方剂，为治疗风寒湿痹之要方。方中白术一味药，可换成苍术。经方大家胡希恕先生认为苍术治疗效果比白术要好。

使用桂枝芍药知母汤需要注意方中各药物的用量，这是取效的关键。很多人都知道使用此方治疗痛风，但是有的效果不好，其实是剂量的原因。自古以来，中医不传之秘在于剂量。本方原文剂量为"桂枝四两，芍药三两，甘草二两，麻黄二两，生姜五两，白术五两，知母四两，防风四两，附子二枚，炮"。按照仝小林教授最新研究结果 1 两约为 13.8g，四两即 55.2g。当然现在临床上不可能用这么大量，但是个别药物却一定要用够量才会效果明显。

《神农本草经》谓知母"味苦，寒。主治消渴热中，除邪气，肢体浮肿，下水，补不足，益气"，因此方中知母的作用主要是消肿利水，对伴有红肿的情况，用量宜大。《神农本草经》言防风"味甘，温。主治大风头眩痛，恶风，风邪，目盲无所见，风行周身，骨节疼痹，烦满，久服轻身"。故防风大量使用也有止痛作用，较常用为祛风湿、止痹痛之药。桂枝和附子也是治疗关节疼痛的主要药物，在《神农本草经》中描述分别为桂枝"味辛，温。主治上气咳逆，结气，喉痹，吐吸，利关节，补中益气，久服通神，轻身，不老"；附子"味辛，温。主治风寒咳逆，邪气，温中，金创，破癥坚积聚，血瘕，寒湿踒躄，拘挛，膝痛不能行走"。因此在临证中，知母可以用到 20~60g，苍术、防风可用至 20~30g，桂枝可以从 15g 逐渐增加至 30g，附子可以从 10g 逐渐增至 20g，其余药物也可根据病情适当增加。

此方除用于痛风外，还常用于风湿性关节炎和类风湿关节炎，效果显著。使用时常加羌活、独活以祛风除湿，通络止痛。虽然此方适用于风寒湿证，但是对于风湿热证，亦可加减使用。通常在此方基础上加入生石膏、薏苡仁。《神农本草经》云薏苡仁"味甘，微寒。主治筋急拘挛，不可屈伸，风湿痹，下气。久服轻身益气"，对于风湿痹证，尤其是偏热证者多用。其次该方与桂枝茯苓丸联合使用，对脉管炎下肢肿痛者也有明显效果。

此案关键点有：

（1）右膝关节疼痛、红肿，为桂枝芍药知母汤方证。

（2）痛风性关节炎或者其他原因引起的关节红肿疼痛都可参考此案治疗。

（3）此方取效与否药物剂量是关键，关节痛甚者，宜附子、桂枝、苍术重用。

（4）偏热证需加薏苡仁、石膏、黄柏等清热药物。

（5）关节痛偏下肢重者宜怀牛膝、川牛膝合用；关节肿甚者，宜知母30~60g利水消肿。

类案

类案 1 吴某，男，51 岁，2018 年 3 月 1 日初诊。

[病史] 患者痛风病史，近年来反复发作，现右脚踝肿痛，怕冷，唇干，无口干口苦，胃胀，二便正常，舌淡苔白腻，脉沉细。外院查尿酸：538μmol/L，血沉 30mm/h，c-反应蛋白 19.10mg/L，ASO：171.7 IU/ml。

[处方] 桂枝芍药知母汤加减。

桂枝 20g	白芍 20g	知母 30g	麻黄 10g
防风 10g	附子 15g	苍术 20g	生姜 3 片
炙甘草 10g	木香 15g	砂仁 15g	红枣 20g
羌活 15g	独活 15g		

5 剂，水煎服，日 1 剂。

二诊：肿痛有所减轻，胃胀已无，舌脉同前。

[处方] 前方加减。

桂枝 20g	白芍 20g	知母 30g	麻黄 10g
防风 10g	附子 15g	苍术 20g	生姜 3 片
炙甘草 10g	川牛膝 15g	薏苡仁 30g	黄柏 15g
羌活 15g	独活 15g	乳香 10g	没药 10g

6 剂，水煎服，日 1 剂。

后未复诊，随访患者，诉疼痛已愈，建议其注意低嘌呤饮食。

类案 2 杨某，男，34 岁，2018 年 5 月 2 日初诊。

[病史] 患者应酬较多，经常喝酒、吃海鲜。3 年前发现尿酸偏高，未引起重视。去年开始出现痛风，以踝、膝关节为主。昨日应酬饮酒后痛风又发作，左踝疼痛难忍，不能行走，故来就诊。刻下症见：左踝关节痛肿，口干无口苦，无怕风，余无不适。舌淡苔白腻，脉沉细。

[处方] 桂枝芍药知母汤加减。

桂枝 20g	白芍 20g	知母 30g	麻黄 10g
防风 20g	附子 10g	苍术 15g	独活 15g
甘草 10g	木香 15g	砂仁 15g	怀牛膝 30g
石膏 45g	秦艽 10g	车前子 30g	

7 剂，水煎服，日 1 剂。

二诊：疼痛减轻，但走路时仍疼痛，口干，舌尖红苔白腻，脉沉。

[处方] 上方去砂仁、秦艽、车前子，加茯苓、薏苡仁、黄柏，续服 30 剂。

三诊：诉服上药后踝关节疼痛痊愈，痛风一直未发作。但前几日有重要应酬，不得已饮酒后出现右膝关节疼痛，口干，口苦，舌淡苔白腻，脉沉。

[处方]

桂枝 20g	白芍 20g	知母 60g	麻黄 10g
防风 20g	细辛 5g	附子 15g	苍术 20g
独活 20g	甘草 10g	木香 15g	车前子 30g
怀牛膝 30g	石膏 45g	薏苡仁 50g	

15 剂，水煎服，日 1 剂。

四诊：右膝疼痛缓解，但是关节麻木，右足底时痛，口干口苦，大便正常。舌尖红苔白腻，脉沉细。

[处方] 前方剂量调整为桂枝 30g、附子 20g，去木香，加黄芩 30g，续服 7 剂。

五诊：右膝关节仍时有疼痛，口干口苦，门诊查尿酸 800μmol/L。舌脉同前。

[处方] 上方调整剂量为独活 30g，去黄芩、石膏，加黄柏 30g、益母草 45g，续服 7 剂。

六诊：诸症同前。

[处方] 据前方加减。

| 桂枝 30g | 白芍 20g | 知母 60g | 麻黄 10g |

防风 20g	细辛 10g	附子 20g	苍术 20g
独活 30g	甘草 10g	黄柏 30g	车前子 30g
怀牛膝 30g	乳香 10g	薏苡仁 60g	

7 剂，水煎服，日 1 剂。

七诊：疼痛基本消失。原方续服 7 剂。

八诊：已无疼痛。上方减量后续服 7 剂。嘱患者戒酒，严格控制高嘌呤食物。

类案 3 郭某，男，60 岁，2018 年 11 月 1 日初诊。

[**病史**]患者长期尿酸高，痛风，全身多处关节疼痛，无口干口苦，无怕冷怕风，大便正常，舌淡暗苔白腻，脉沉细。查尿酸 740μmol/L。高血压病史，血压控制可。

[**处方**]桂枝芍药知母汤加减。

桂枝 20g	白芍 20g	知母 30g	麻黄 10g
防风 20g	附子 10g	苍术 20g	黄柏 15g
炙甘草 10g	独活 15g	羌活 15g	丹参 30g
川牛膝 30g	秦艽 10g	薏苡仁 50g	

7 剂，水煎服，日 1 剂。

二诊：疼痛减轻，复查尿酸 602μmol/L。

[**处方**]前方加减。

桂枝 20g	白芍 30g	知母 30g	麻黄 10g
防风 20g	附子 15g	苍术 20g	黄柏 15g
炙甘草 10g	独活 15g	羌活 15g	丹参 30g
川牛膝 30g	车前子 30g	怀牛膝 30g	薏苡仁 60g

8 剂，水煎服，日 1 剂。

术附祛顽痹，寒湿关节愈

案 徐某，女，40 岁，2018 年 6 月 8 日初诊。

[**病史**]患者近 1 年来全身多处关节游走性疼痛，尤其是天气转变时明显，

平素怕冷怕风，出汗较多，现左肩背疼痛，左手指关节痛肿，不能握拳，左腰痛，放射至左下肢疼痛，口干不欲饮，无口苦，大便不成形，纳眠可。舌淡边齿痕苔白腻，脉沉细。

[处方]方选桂枝汤加苍术附子加减。

桂枝 15g	白芍 15g	炙甘草 10g	生姜 5 片
红枣 15g	附子 15g	苍术 20g	茯苓 30g
薏苡仁 30g	怀牛膝 50g	川断 20g	杜仲 20g
桑寄生 30g	独活 15g	羌活 15g	

7 剂，水煎服，日 1 剂。

二诊：肩背痛已无，左手能握拳，但是左食指关节仍痛，左腰痛放射至左腿痛，脱发，怕冷，大便黏滞无力。舌淡苔白腻，脉沉细。

[处方]前方加减。

桂枝 10g	白芍 10g	炙甘草 10g	干姜 10g
附子 10g	苍术 15g	茯苓 30g	当归 10g
川芎 10g	怀牛膝 30g	川断 15g	杜仲 15g
桑寄生 30g	鸡血藤 30g		

3 剂，水煎服，日 1 剂。

三诊：左腰痛，未放射至左腿，左耳鸣，左食指关节痛，怕冷，大便无力，舌淡苔白腻，脉细。

[处方]在二诊方基础上调整剂量至桂枝 20g、附子 15g、川断 20g、怀牛膝 45g，去鸡血藤，再加细辛 5g、桃仁 15g。续服 8 剂。

后将此方转膏方连续服用半年余，患者诸症皆愈。

[辨治体会]《伤寒论》第 174 条："伤寒八九日，风湿相搏，身体疼烦，不能自转侧，不呕不渴，脉浮虚而涩者，桂枝附子汤主之，若其人大便硬，小便自利者，去桂加白术汤主之。"与此案正合。然而临床使用时不必去桂，直接使用桂枝汤再加附子、苍术或者白术即可。大便偏干者可用大剂量生白术，大便偏烂者可用苍术。苍术在《本草纲目》中有言治"大风痹，筋骨软弱，散风除湿解郁。汁酿酒，治一切风湿筋骨痛"。另患者腰痛，合用"腰三联"；再加羌活、独活祛风胜湿止痛；加鸡血藤者，《本草纲目拾遗》言："其藤最活血，暖腰膝，已风瘫"，"壮筋骨，已酸痛"。二诊时患者肩背、手指疼痛缓解，然腰痛改善不明显，在前方基础上合用甘姜苓术汤及当归芍药散，以温阳散寒除湿、活血利水通络。三诊时患者腰痛好转，已无放射痛，在二诊方基础上调整处方及剂量以增强药效，再加桃仁活血，加细辛祛风止痛。《神农本草经》言

细辛治"百节拘挛。风湿痹痛。死肌"。患者全身多处疼痛，疾病难以短时间彻底治愈，因此选择在取效后转膏方治疗。连续服用膏方半年余，患者诸症皆愈。

按： 关节疼痛属于中医痹证范畴，《伤寒杂病论》中又称"骨节疼""骨节疼烦""支节烦痛""身疼痛"等，其相关条文主要在《金匮要略·痉湿暍病脉证治》篇中的"湿"部分。"太阳病，关节疼痛而烦，脉沉而细者，此名湿痹。湿痹之候，小便不利，大便反快，但当利其小便。""风湿相抟，一身尽疼痛，法当汗出而解，值天阴雨不止，医云此可发汗，汗之病不愈者，何也？盖发其汗，汗大出者，但风气去，湿气在，是故不愈也。若治风湿者发其汗，但微微似欲出汗者，风湿俱去也。"由此可以看出痹证主要与"湿"有关系，其治疗方法为"发汗""利小便"，其用方为麻黄加术汤、麻黄杏仁薏苡甘草汤、桂枝附子汤、去桂加白术汤、甘草附子汤。除此节外，太阳、少阴、中风历节篇也有部分条文涉及。总结一下各章节常用方剂有桂枝汤、桂枝加附子汤、附子汤、真武汤、乌头汤、桂枝芍药知母汤、甘草附子汤、麻黄汤、麻黄加术汤等。观以上方剂组成，除麻黄杏仁薏苡甘草汤用于风湿热之外，大部分方剂中皆有桂枝、附子、白术三味药。此三药和缓急止痛之芍药、甘草为治疗痹证最常用之药物，合之即为治疗痹证基础方——桂枝汤加术附。桂枝汤发汗，白术利小便、祛湿，附子振奋沉阳，恢复代谢功能。

经方大家胡希恕先生对此方非常推崇，临床中将此方作为治疗痹证之主方，将苍术、附子作为治疗痹证的要药。胡老认为四肢关节在人体属表，风湿关节疼痛在六经中属于太阳表证，因此可选桂枝汤，痹证多与湿停关节有关，因此用白术或苍术祛湿，而附子能振奋沉阳，具有恢复机体沉衰功能的作用，由此可用附子恢复关节功能，同时附子还助白术、苍术祛湿，尤其对于脉沉、偏里寒者尤适。因此此方也可根据表虚、表实、表阴、表阳及合病并病灵活变通为桂枝汤加术附、麻黄汤加术附、葛根汤加术附、越婢汤加术附等方剂。其实前面讲到的痛风也是痹证的一种，桂枝芍药知母汤中其实就包含了桂枝汤加术附。

在段治钧、冯世伦、廖立行主编的《胡希恕医论医案集粹》一书中，有治疗痹证的医案20例，其中18例皆是使用此法加减治愈。兹引录2则《胡希恕医论医案集粹》中医案于此。

胡案1 陈某，女，28岁。因患感冒，服羚翘解毒片，感冒解，继发四肢关节痛，已半月经治无效。自汗，恶风。

初诊：桂枝汤加苍术、附子。

二诊：用上药后痛已轻，但仍恶风、汗出。上方加茯苓、黄芪。6剂愈。

胡案 2　黄某，女，37岁。

初诊（1966年4月1日）：北京积水潭医院诊断为腰肌劳损、髋关节韧带劳损、慢性关节炎。现症：四肢关节疼，下体部胀，身体不能屈伸，白带多。与葛根汤加茯苓、苍术、附子。

二诊（1966年4月6日）：四肢关节疼减，腰疼如初，予麻杏苡甘汤加茯苓、苍术、附子（二钱）。

三诊（1966年4月15日）：四肢关节疼及腰疼大减，白带亦减。仍以上方4剂。

四诊（1966年4月22日）：昨夜腰疼又作，疼不得眠，与过劳、天气有关。上方增附子为三钱。

五诊（1966年4月29日）：腰疼，四肢关节觉酸胀。上方增附子为四钱。

六诊（1966年5月6日）：四肢关节疼已，但腰下部仍疼。与越婢汤加茯苓、苍术、附子，疼已。

近代广东伤寒四大金刚之一黎庇留也有一则相关医案，亦摘录如下：陈村五截桥内，余某，以果园为业。其妻患腰痛脚拘急，痛甚，筋脉抽搐。余某背负之而出，延予调治。予断为风湿病候之剧者。症由风湿相搏，以甘草附子汤大剂，日夜各一。后以真武加入桂枝、北辛，十余剂而愈。

此案关键点有：

（1）关节疼痛，汗出、恶风为桂枝汤证；怕冷、脉沉为附子药证。

（2）止痹痛药物组合：寒湿痹用制附子、苍术；湿热痹用制附子、薏苡仁、石膏。

类案

类案 1　林某，女，31岁，2018年3月27日初诊。

[**病史**]患者双下肢痛、手足痛、腰痛10余年。平素汗出较少，怕冷怕风，手抖，手足易冰冷，无口干口苦，纳眠可，二便正常。月经规律，量少色暗，血块较多，无痛经。体检彩超示：双乳结节，甲状腺功能正常，其余各项检查均正常。舌暗淡苔白腻，脉沉细。

[**处方**]当归四逆汤加附子、苍术加减。

桂枝 15g	白芍 15g	红枣 20g	当归 15g
细辛 10g	通草 10g	怀牛膝 30g	丹参 30g
石斛 20g	附子 15g	苍术 20g	生姜 7片

7剂，水煎服，日1剂。

二诊：腰痛、双下肢痛减轻，仍怕冷怕风，大便正常，月经逾期10天未至，舌暗淡苔白腻，脉沉细。

[处方]

吴茱萸 10g	川芎 30g	当归 10g	白芍 15g
丹皮 20g	肉桂 10g	干姜 10g	党参 30g
附子 20g	白术 20g	茯苓 30g	怀牛膝 30g
独活 20g	桑寄生 30g	乳香 10g	

7剂，水煎服，日1剂。

患者后又有咳嗽等，症状较多，变证频出，先治其咳嗽，再交替治其疼痛和月经，前后共4个月余，随证处方，辨证论治，患者诸症皆缓解。

类案2 邓某，女，30岁，2018年2月8日初诊。

[病史]患者产后关节痛1年。患者孕后期开始出现手关节痛，发麻，产后有所恢复。但是产后3个月开始又觉加重，并伴有腰痛，因哺乳期未进行药物治疗，贴膏药稍有缓解。现已断奶故来就诊。刻下症见：双手关节痛，晨起僵硬，腰痛，腰酸软无力，口干、口苦，易咽痛，易感冒，饮食不适易腹泻，平素大便多溏。舌淡苔白腻，右脉沉细，左脉关尺弦。

[处方]新加汤加附子、苍术加减。

桂枝 15g	白芍 20g	红枣 20g	党参 20g
威灵仙 30g	川芎 10g	苍术 15g	附子 15g
茯苓 30g	炙甘草 10g	生姜 5片	

5剂，水煎服，日1剂。

二诊：手关节及腰痛缓解不明显，口干口渴，口苦，大便正常。舌边尖红苔白腻，左寸关弦。考虑应为太阳少阳阳明合病。

[处方]前方加减。

桂枝 15g	白芍 15g	红枣 15g	党参 20g
附子 15g	苍术 20g	炙甘草 10g	石膏 30g
香附 10g	茯苓 20g	柴胡 15g	黄芩 15g
生姜 3片			

5剂，水煎服，日1剂。

三诊：手关节疼痛明显好转，腰痛腰酸减轻，手足冰冷，舌脉同前。

[处方]上方合用当归四逆汤加减。

桂枝 15g	白芍 15g	红枣 15g	炙甘草 10g
附子 15g	苍术 20g	石膏 30g	茯苓 20g
柴胡 20g	黄芩 15g	细辛 5g	当归 10g
通草 10g	生姜 3 片		

10 剂，水煎服，日 1 剂。

类案 3 陈某，女，45 岁，2018 年 3 月 26 日初诊。

[病史]患者之前因腰痛在我科治疗 1 个月余好转，因外出旅游后出现双膝关节痛复来就诊。刻下症见：全身酸痛，双膝关节疼痛，上下楼梯时明显，无红肿及发热，足冷，怕风，口干无口苦。舌淡苔白腻，脉沉细。

[处方]桂枝汤加苍术、附子加减。

桂枝 10g	白芍 15g	红枣 20g	苍术 15g
附子 15g	茯苓 30g	葛根 30g	黄芩 20g
炙甘草 10g	生姜 3 片		

5 剂，水煎服，日 1 剂。

二诊：全身酸痛、怕风消失，膝关节疼痛减轻，然腰痛复发。舌淡苔白腻，脉沉细。

[处方]予甘姜苓术汤加减。

茯苓 30g	干姜 10g	怀牛膝 30g	苍术 15g
杜仲 15g	川断 15g	丹参 30g	白芍 15g
独活 15g	石斛 20g	葛根 30g	炙甘草 10g

4 剂，水煎服，日 1 剂。

三诊：腰痛愈，后又继续调理月经。

半剂愈咳嗽，温化小青龙

案 符某，男，4 岁 4 个月，2017 年 5 月 11 日初诊。

[病史]患儿咳嗽 2 天。父母代诉前日受凉后咳嗽，咳嗽以夜间为主，咳嗽时喉咙有痰鸣，发热，体温 37.5~38.5℃之间，稍微鼻塞，偶流清涕，纳稍差，二便可。问患儿是否口干口苦及咽痛时患儿摇头。舌质淡红、苔白，脉浮

细数。

[**处方**] 小青龙汤合射干麻黄汤加减。

麻黄 10g	桂枝 10g	细辛 5g	半夏 15g
炙甘草 10g	五味子 10g	干姜 5g	白芍 15g
石膏 45g	炙紫菀 10g	茯苓 20g	桔梗 5g
射干 15g	炙冬花 10g	川贝 10g	

2剂，水煎服，2日1剂。

详细交代药物煎煮法，嘱其少量频服，中病即止。

后其母因病来就诊，诉患儿服药当晚即咳嗽明显减轻，1剂未服完即痊愈，余药未服。

[**辨治体会**] 患儿因受凉而患病，脉浮细数，发热，辨证为太阳病，同时患儿咳嗽有痰，咳嗽以夜间为主，流清涕，舌质淡红、苔白，辨为寒饮郁肺、痰阻气逆。治宜解表蠲饮，降逆化痰。方拟小青龙汤合射干麻黄汤加减。小青龙汤在《伤寒论》中的原文为"伤寒表不解，心下有水气，干呕，发热而咳，或渴，或利，或噎，或小便不利、少腹满，或喘者，小青龙汤主之"，与此案正合。另外患儿咳嗽时喉咙有痰鸣，且以夜间为主也是痰饮的表现。《金匮要略》载"咳而上气，喉中水鸡声，射干麻黄汤主之"，因此合用射干麻黄汤降逆化痰。同时患儿发热、脉浮细数，加石膏45g以清热，且《神农本草经》谓石膏"味辛，微寒。主治中风寒热、心下逆气、惊喘"。对各种类型咳嗽皆可配合使用。虽然此方石膏用量较大，但是与干姜、细辛等温热药配合使用，且服用方法为2日1剂，少量频服，中病即止，并无寒凉伤胃之虑。此案方证对应，药专力宏，取效神速。

按： 小青龙汤和射干麻黄汤都可用于外寒里饮类型的咳嗽。但是在使用时两者还是有微妙区别的。我们先来看一下两者的条文。两者条文中皆有一个"而"字，"而"字可以看做是"而且"，表示转折，也表示强调。表明"而"之后的症状才是主要症状，"而"前面的内容都是用来定义后面的主要症状的。因此"伤寒表不解，心下有水气，干呕，发热而咳"的含义即是伤寒表不解同时心下有水气的这种类型的咳嗽。表不解故发热，心下有水气故干呕。光是伤寒表不解，心下有水气，干呕，发热是不一定用小青龙汤的，必须要有"咳"的症状才是"小青龙汤主之"，"主之"即一定要用小青龙汤。射干麻黄汤条文中"咳而上气"也一样，光是咳不一定用射干麻黄汤，必须要有"上气"才可以，那么什么是"上气"呢？后面说了"喉中水鸡声"，这就是上气的表现，因此咳嗽、喉中水鸡声就一定要用射干麻黄汤，即"射干麻黄汤主之"。

由上可知小青龙汤表证比较明显，且痰饮主要停在心下，即胃脘部。《经方实验录》中认为"小青龙汤证之病所虽似在肺，而其病源实属胃"，认为小青龙汤证的病理为"胃邪犯肺，加表寒以激之"。因此药用麻黄、桂枝、白芍、甘草解表，干姜、细辛、半夏、五味子温中祛饮。射干麻黄汤证的重点是痰饮上冲，聚于咽喉，因此射干麻黄汤较小青龙汤多紫菀、款冬花、射干三药。《神农本草经》中对此三味药物的描述如下。

紫菀：味苦，温。主治咳逆上气，胸中寒热结气。去蛊毒、痿蹶，安五脏。

款冬花：味辛，温。主治咳逆上气，善喘，喉痹，诸惊痫，寒热邪气。

射干：味苦，平。主治咳逆上气，喉痹咽痛，不得消息。散结气，腹中邪逆，食饮大热。

可以看出这三味药的主要作用就是"主治咳逆上气"，与射干麻黄汤"咳而上气"相合；且款冬花、射干这两味药明确提出其作用部位在"喉"，与"喉中水鸡声"亦相合。此为两方病机及用药之不同。

临床上两方可在仔细辨证的基础上单独使用，也可像本案一样，两方证俱在则合方运用。另外咳嗽如果合并有咽部异物感、咽痒等，亦可与半夏厚朴汤合用；咳嗽气上冲甚者，可重用桂枝降气冲，取桂苓五味甘草汤之义。

小青龙汤虽为治疗外寒里饮的方子，但是在有内热的情况下亦可使用，只需加入石膏即可。意同大青龙汤中石膏运用，清阳明内热。通常表现为伴有口干、口渴、小便黄、烦躁等。此案患儿虽无以上症状，但小儿为纯阳之体，感邪易从热化，且患儿发热、脉浮细数，加石膏以清热，同时亦反佐干姜、细辛等药温热之性。至于石膏的用量，古方考证诸家说法不一，且看现代各经方医家用量。黄煌教授《经方使用手册》中一般为15g~80g；黄仕沛教授《经方亦步亦趋录》中通常用量为30g~150g；徐书教授《徐书专病特效方》中通常用量为15g~60g。因此在有石膏药证的基础上用此药可大胆使用，即"有故无殒，亦无殒也"，具体用量需根据寒热虚实酌情拟定。记得刚参加工作时，有一次院内义诊，有个病人走过来说："医生，你给我看过病，吃完药很舒服"，看我茫然，又说了句"带石膏的那服药"。虽然我已记不清他来看的什么病，也记不清开的什么药，但是我对石膏这味药的印象却是很深了。后来学习经方，这味药更是常用，深感其性虽寒，但只是微寒并不如常人所谓大寒害胃。

此案关键点有：

（1）此案中咳嗽、发热、鼻塞、流涕、脉浮为小青龙汤方证；咳嗽、喉中痰鸣为射干麻黄汤方证。

（2）小儿尤其3岁以内小儿可加石膏预防邪从热化，如伴口干、口渴等阳明证亦需加石膏。

（3）小儿服药方法宜少量频服，中病即止。

（4）咳嗽气上冲甚者，重用桂枝，取桂苓五味甘草汤之义。

类案

类案1 罗某，女，39岁，2018年10月8日初诊。

[**病史**]患者1个月前感冒后咳嗽至今，有白黏痰，无咽痛，咽痒，痒则咳嗽，怕冷，口淡，无口干口苦，手指脱皮，上腹隐痛，大便黏不成形，小便可，纳眠可。舌淡苔白腻，脉沉细。卵巢囊肿病史，曾手术2次。

[**处方**]小青龙汤加减。

麻黄 5g	桂枝 5g	细辛 5g	半夏 20g
炙甘草 10g	五味子 15g	干姜 10g	白芍 10g
石膏 15g	紫菀 15g	茯苓 30g	射干 15g
厚朴 15g	杏仁 15g		

3剂，水煎服，日1剂。

二诊：患者服药后咳嗽大减，因不愿服药故而未及时复诊，然咳嗽终不了了，故于15日前来复诊。症见：白天偶咳嗽，痰较前增多，易咯，上腹部隐痛消失，无怕冷，口稍干，舌淡苔白腻，脉沉细。

[**处方**]前方去桂枝，加款冬花15g，增量石膏至30g，续服4剂。愈。

类案2 江某，男，58岁，2018年6月4日初诊。

[**病史**]咳嗽10余天。患者10余天前无明显诱因出现咳嗽，干咳，少量黏痰，难咯，咳嗽以夜间为主，伴口干，无口苦，咽痒，大便正常，小便稍黄，怕冷，舌淡苔白腻，脉沉缓。

[**处方**]小青龙汤加减。

麻黄 10g	细辛 5g	半夏 20g	炙甘草 10g
五味子 15g	干姜 10g	石膏 40g	白前 10g
杏仁 15g	桔梗 10g		

3剂，水煎服，日1剂。

后随访，诉服3剂后咳嗽痊愈。

类案3 苏某，男，10个月，2018年10月24日初诊。

[**病史**]患儿前日洗澡时不慎着凉，夜间发热至39℃左右，喂服对乙酰氨

基酚缓释片后热退，现咳嗽，无发热，大便正常，小便偏黄，不欲饮奶，夜间烦躁哭闹。舌诊不配合，脉滑数。

[处方] 小青龙汤加减。

麻黄 5g	桂枝 5g	细辛 2g	半夏 10g
炙甘草 10g	五味子 10g	干姜 5g	白芍 10g
石膏 20g	茯苓 15g	紫菀 10g	杏仁 10g
陈皮 15g	冬花 10g		

1剂，水煎服，日1剂。

嘱患儿家属药汁煎好后在患儿清醒时每半小时喂一小勺，1日最多半剂。

第3日回访，咳嗽已愈。

鼻炎麻附细，温化效如神

案 苏某，男，25岁，2017年11月30日初诊。

[病史] 患者患有过敏性鼻炎近10年，每遇冷、粉尘或者刺激性气味时发作，发作时服用西药抗过敏药及喷鼻能稍微好转。曾尝试过西药、喷鼻、洗鼻、针灸、中药等各种疗法，服中药不下百剂，仍频繁发作，无明显好转。自述可能与高中时期经常洗冷水澡、饮冷饮、熬夜有关系，自那以后经常感冒，每次感冒都以鼻部症状为主。近期因天气变冷而加重，刻下症见：鼻塞、流清涕、打喷嚏，晨起时明显，腰背痛，手足凉，大便烂，无口干及口苦，怕冷，少汗，纳眠可。舌淡胖边齿痕，脉沉细。

[处方] 麻黄附子细辛汤合苍耳子散加减。

麻黄 5g	附子 10g	细辛 5g	苍耳子 10g
白芷 10g	辛夷 10g	怀牛膝 30g	川断 20g
当归 10g	通草 10g	桂枝 10g	白芍 10g

5剂，水煎服，日1剂。

二诊：鼻炎症状基本消失，仍腰背痛，下肢发沉，余同前。舌淡胖边齿痕，脉沉细。

[处方] 上方加炮姜10g，续服7剂。

三诊：鼻炎症状痊愈，继续调整其他。

后随访 1 年鼻炎一直未复发。

[**辨治体会**]过敏性鼻炎为临床常见疾病之一,且较顽固,容易复发,大部分中西医治疗效果皆不理想,但是我运用经方治疗过敏性鼻炎却常取得较好疗效。麻黄附子细辛汤即是我常用经方之一。《伤寒论》第 301 条:"少阴病始得之,反发热,脉沉者,麻黄附子细辛汤主之。"患者怕冷,手足凉,少汗,脉沉细即为少阴病,因此方选麻黄附子细辛汤加减。患者高中时期经常洗冷水澡、饮冷饮、熬夜耗伤阳气,阳虚不能卫外,故而易感冒,再加上晨起时阳气较弱,因此鼻炎症状晨起时明显,患者流清涕说明内有寒饮,亦与麻黄附子细辛汤证病机相合。患者症状以鼻塞、流清涕、打喷嚏为主,专病专方,可以合苍耳子散。苍耳子散出自《济生方》,主治鼻渊,鼻流浊涕不止,原方用于风邪上攻之鼻渊,临床上急、慢性鼻炎、鼻窦炎及过敏性鼻炎等病皆可与经方合用。患者腰背痛因此加怀牛膝、川断壮腰脊;患者手足凉、脉沉细,加当归、通草、桂枝、白芍暗合当归四逆汤,以温经散寒、养血通脉,即《伤寒论》第 351 条:"手足厥寒,脉细欲绝者,当归四逆汤主之。"二诊时患者鼻炎基本痊愈,但是腰背痛改善不明显,且下肢发沉,大便烂,考虑为太阴寒湿,因此前方加炮姜 10g 以祛太阴寒湿。《本草分经》云炮姜"辛苦大热,除胃冷而守中兼补心气,祛脏腑沉寒锢冷,去恶生新,能回脉绝无阳,又引血药入肝而生血退热,引以黑附则入肾祛寒湿"。三诊时患者过敏性鼻炎症状痊愈,随访 1 年未复发。

按:麻黄附子细辛汤出自《伤寒论》少阴病篇,为治疗太阳少阴两感的要方,重在温经解表。《神农本草经》对此三位药物的描述如下。

麻黄:味苦温。主治中风伤寒头痛,温疟。发表出汗,去邪热气,止咳逆上气,除寒热,破癥坚积聚。

附子:味辛温。主治风寒咳逆,邪气,温中。金创。破癥坚积聚、血瘕,寒湿踒躄,拘挛,膝痛不能行走。

细辛:味辛,温。主治咳逆,头痛脑动,百节拘挛,风湿痹痛,死肌。久服明目,利九窍,轻身,长年。

麻黄附子细辛汤中此三药合用,其功效互为助益:麻黄上开肺气而发汗,又能通腠理解肌、除寒饮;细辛既能搜邪化饮、开窍,又能发表散寒;附子温扶少阴之阳以固其根本;其中细辛既外助麻黄以发汗解表,又内助附子以扶阳温经。正如现代著名经方大家吴佩衡所言"此方以麻黄开腠理、散在表之寒,附子温里寒而暖肾水,再得细辛温散少阴经络之寒邪,使之由阴出阳,达于太阳,借麻黄之功达肤表得汗而解,为温经解表辅正除邪之良剂"。过敏性鼻炎症状之中的怕冷怕风、鼻塞为表证，为麻黄药证；流清涕为寒饮，为细辛药证；怕冷、脉沉为少阴阳虚，为附子药证，与麻黄附子细辛汤可谓天作之合！尤其再与治疗过敏性鼻炎的专病专方苍耳子散相合，可谓治疗寒湿型鼻炎的特效方！

曹颖甫《伤寒发微》云"水病始于太阳，而终于少阴"。水之为病，变证多端，在窍可为鼻炎，在皮可为荨麻疹、带状疱疹，在发可为脱发，在心可为心悸、失眠，在腰可为腰痛，可见麻黄细辛附子汤使用范围极广，可单独使用，亦可与其他方剂叠用。如《金匮要略·水气病脉证并治》条文"气分，心下坚，大如盘，边如旋杯，水饮所作，桂枝去芍药加麻黄细辛附子汤主之"。

对于非寒湿型鼻炎，可在辨证的基础上合用苍耳子散。比如若患者鼻塞、流清涕、打喷嚏，平素口苦明显，即属于少阳证，方选小柴胡汤合苍耳子散即可取得良好疗效。

此案关键点有：

（1）此案中怕冷，少汗，手足冷，大便烂，脉沉为麻黄附子细辛汤方证；鼻塞、流清涕、打喷嚏为苍耳子散方证。

（2）本案为太阳少阴合病，夹寒饮。

（3）变法：若患者自觉平素口苦明显，伴鼻塞、流清涕、打喷嚏症状可用小柴胡汤合苍耳子散治疗。

类案

类案 1 曾某，男，17 岁，2017 年 7 月 13 日初诊。

[**病史**] 患者素有过敏性鼻炎病史，常因冷空气或者感冒诱发，每次发作约持续 1 周左右可自行缓解。此次于 3 天前感冒后发作，频繁打喷嚏，流鼻涕，需不停擦拭，因下周有重要事情，希望能快速缓解症状，故来就诊。刻下症见：打喷嚏、流浊涕，伴咽痒、咳嗽，痰清稀、色白，口干无口苦，无头痛，无发热汗出，稍怕冷，余无不适。舌淡苔白腻，脉沉细。

[**处方**] 麻黄附子细辛汤合苍耳子散加减。

麻黄 5g	附子 10g	细辛 5g	荆芥 10g
防风 10g	苍耳子 10g	白芷 10g	辛夷花 10g
石膏 40g	半夏 20g	五味子 10g	干姜 5g

4 剂，水煎服，日 1 剂。

二诊：诸症消失。已无咳嗽及口干。舌淡苔白腻，脉沉细。

[**处方**] 上方去石膏、五味子、干姜，续服 7 剂。

建议患者连续服药 3 个月左右，以调整体质，防止鼻炎复发，但患者未能坚持。

类案 2 董某，男，38 岁，2018 年 2 月 27 日初诊。

[**病史**] 患者鼻炎多年，不闻食臭。因陪其父就诊，觉其父治疗效果良好，故而询问是否有治愈之法。告知经方治病常有意想不到的疗效，建议一试。刻下症见：鼻塞，无流涕，无鼻痒鼻干，口唇暗，余无不适。舌胖大边齿痕、苔白腻，脉沉细弱。

[**处方**] 麻黄附子细辛汤合苍耳子散加减。

苍耳子 10g	白芷 10g	辛夷 10g	麻黄 5g
附子 10g	细辛 5g	白术 15g	茯苓 15g
白芍 10g	生姜 15g		

8 剂，水煎服，日 1 剂。

二诊：鼻塞好转不明显，仍无嗅觉，头皮屑较多、痒，二便调。舌胖大边齿痕、苔白腻，脉弦细。

[**处方**] 前方加减。

苍耳子 10g	白芷 10g	辛夷 10g	麻黄 10g
附子 15g	细辛 5g	白术 20g	茯苓 30g
白芍 10g	生姜 20g	荆芥 10g	防风 10g

5 剂，水煎服，日 1 剂。

三诊：鼻塞明显改善，嗅觉仍差。上方转膏方调理半年余，嗅觉恢复，随访未再复发。

类案 3 庞某，女，13 岁，2018 年 1 月 2 日就诊。

[**病史**] 患者长期头晕，曾查血常规无贫血，今日过敏性鼻炎发作，头晕更甚，鼻塞，恶心欲呕，怕冷怕风，无口干口苦，无汗，大便偏烂，纳眠尚可。舌淡苔白腻，脉沉细。

[**处方**] 麻黄附子细辛汤合苍耳子散合苓桂术甘汤加减。

麻黄 5g	附子 10g	细辛 5g	苍耳子 10g
白芷 10g	辛夷 10g	天麻 15g	橘红 15g
白术 15g	泽泻 30g	茯苓 30g	桂枝 10g

7 剂，水煎服，日 1 剂。

二诊：鼻炎症状基本痊愈，头晕减轻。舌淡苔白腻，脉沉细。

[**处方**] 吴茱黄汤合真武汤加减继治其头晕。

吴茱萸 10g　　白芍 10g　　苍术 15g　　泽泻 30g

茯苓 30g　　干姜 10g　　附子 15g　　党参 20g

麻黄 5g

7 剂，水煎服，日 1 剂。

三诊：头晕缓解。继续上方加减服用 2 个月余，诸症皆愈。

口疮属热证，导赤玉女煎

案 麦某，男，8 岁，2017 年 8 月 30 日初诊。

[病史] 患者自幼反复口腔溃疡，疼痛难以进食，每次溃疡需约 7 天左右才能完全愈合，每月复发 2~3 次。曾辗转多地求医，服用中西药物无数，效果皆不显著。家长十分无助，已经对治愈不抱任何希望。后经朋友介绍，抱着反正离家近，再试一下的心态来诊。刻下症见：口腔溃疡 2 天，溃疡多在舌尖部，疼痛难以进食，无口干口苦，无腹胀肠鸣，小便偏黄，大便正常。舌尖红苔白，脉细数。

[处方] 玉女煎合导赤散加减。

熟地 20g　　生地 20g　　淡竹叶 10g　　石膏 30g

通草 10g　　甘草 15g　　知母 10g　　怀牛膝 10g

麦冬 10g　　茯苓 15g　　白及 10g

10 剂，水煎服，日 1 剂。

二诊：诉服药 1 天溃疡即不疼痛，能进食，服药 3 剂溃疡即完全愈合。效不更方，原方续服 14 剂。

三诊：诉服药期间溃疡未复发。前方加减续服 15 剂。

小孩非常乖巧、懂事，从小已习惯吃药，对治疗非常配合。后坚持门诊治疗，期间偶有复发，皆较轻微，坚持治疗约 1 年余，溃疡基本未复发。

[辨治体会] 我根据自己多年的经验将口腔溃疡的治疗总结分为 3 种情况：第 1 种是胃火、心火亢盛，但是肾阴不足者，常见于年轻男性或者女性，常选用玉女煎合导赤散治疗；第 2 种是长期脾胃功能比较差者，经常嗳气、大便偏烂、脘腹部胀满不舒服，多为寒热错杂中焦所形成，常用甘草泻心汤加减治疗；第 3 种常见于一些长期熬夜或者失眠的患者，导致人体阳气亏虚，手脚冰

冷，同时虚阳上越，常用潜阳封髓丹加减治疗。此案患者口腔反复溃疡、疼痛难以进食、溃疡多在舌尖部、小便黄，舌尖红，脉细数，应为胃火、心火亢盛而肾阴不足，方选玉女煎和导赤散加减。《神农本草经》云白及："主痈肿、恶疮、败疽，伤myriad死肌，胃中邪气"，因此口腔溃疡常加白及消肿生肌促进溃疡愈合。患者年龄较小而经常发作口腔溃疡，非常痛苦，且辗转多地求医，吃过很多中药，本以为小孩肯定难以坚持服中药，但是此小孩非常乖巧懂事，初诊因上学不方便请假即开了10剂中药，每天都坚持喝完，看到疗效后更是坚持喝了1年多中药，口腔溃疡基本痊愈。

按：《黄帝内经》说："诸痛痒疮，皆属于心。"心即是火，所以溃疡处总有种灼热疼痛的感觉，这是局部有火的证候。玉女煎出自《景岳全书》，其组成为：石膏、熟地黄、知母、麦冬、牛膝。张景岳言其"水亏火盛，六脉浮洪滑大；少阴不足，阳明有余，烦热干渴，头痛牙疼，失血等证如神"。导赤散出自《小儿药证直诀》，其组成为：生地黄、生甘草、竹叶、木通。钱乙谓其"治小儿心热。视其睡，口中气温，或合面睡，及上窜咬牙，皆心热也。心气热则心胸亦热，欲言不能而有就冷之意，故合面睡"。此两方合用上清心火，中清胃火，下滋肾阴，水火既济，故而溃疡得愈。

或许有人会说玉女煎和导赤散不是《伤寒论》中的方子，不是经方。且不说不管经方、时方，能治好病就是好方，就是能用之方，其实玉女煎和导赤散也来源于经方。玉女煎中两个主药石膏、知母就是白虎汤的主要成分，导赤散与玉女煎相合后竹叶、石膏、麦冬、甘草亦可以看做是竹叶石膏汤的主要成分。因此玉女煎合导赤散亦可看成是白虎汤和竹叶石膏汤加地黄化裁而来。妥妥的经方！白虎汤和竹叶石膏汤的主药都是石膏，因此我们可以抽取出此方最重要的两个药就是石膏和地黄，石膏清阳明之热，生地黄清少阴之火，此两药可作为口腔溃疡的专病专药，可在辨证论治的基础上加用此二药，可以明显缩短口腔溃疡治愈时间。至于用量方面，可以生熟地各30~50g，石膏用量可据证用到30~120g，甘草也可视证多用，取甘草泻心汤意，如无禁忌，可用至30g及以上。小孩用量酌减。

此案关键点有：

（1）此案口腔溃疡属于胃火、心火亢盛，但是肾阴不足型。

（2）生地、熟地、石膏为主要药物，其用量宜大。

类案

类案1 郑某，男，15岁，2017年7月19日初诊。

[**病史**]患者口腔溃疡2天，疼痛剧烈，不能进食，欲冷饮，口干无口苦，小便黄，大便正常。舌红苔白腻，脉沉细数。追问病史患者经常熬夜，且嗜食辛辣，溃疡每多在熬夜及学习压力大时复发。

[**处方**]玉女煎合导赤散加减。

熟地 30g	石膏 30g	知母 10g	怀牛膝 15g
麦冬 10g	茯苓 30g	生地 30g	淡竹叶 10g
通草 10g	甘草 20g	苍术 10g	

5剂，水煎服，日1剂。

二诊：溃疡已完全愈合，上方减量再服7剂，以防复发。

嘱其避免熬夜，饮食清淡，忌辛辣刺激食物，学会调整学习及生活压力。

类案 2 周某，女，49岁，2017年6月2日初诊。

[**病史**]口腔溃疡5天。患者口腔溃疡反复发作，西医怀疑为白塞综合征。此次口腔溃疡以舌尖部为主，口干，无口苦，面色萎黄，腰痛，双手麻木，纳眠可，小便偏黄，大便稍干。舌尖红苔白，脉沉细。颈椎病病史。

[**处方**]玉女煎合导赤散加减。

生地 30g	熟地 30g	知母 10g	麦冬 15g
淡竹叶 10g	通草 10g	甘草 15g	怀牛膝 15g
细辛 5g	石膏 45g	苍术 10g	

5剂，水煎服，日1剂。

二诊：口腔溃疡愈合，要求调理其他症状，坚持治疗3个月余，诸症缓解。

类案 3 钟某，女，45岁，2018年9月13日初诊。

[**病史**]患者口腔溃疡3天。诉既往无口腔溃疡病史，去年生完二胎后觉明显体力下降，加之夜间照顾小孩，睡眠不足，近期状态较差，欲调理。刻下症见：口腔溃疡，疼痛，牙龈肿痛，口干，欲饮凉水，无口苦，睡眠不足，疲劳，胃胀，大便溏，小便黄，偶尔觉五心烦热，月经量减少，色暗，周期尚规律。舌淡苔白腻，脉沉细。

[**处方**]玉女煎合导赤散加减。

熟地黄 30g	生地黄 30g	石膏 30g	怀牛膝 30g
淡竹叶 10g	甘草 20g	麦冬 15g	知母 15g
半夏 15g	陈皮 15g	茯苓 20g	

3剂，水煎服，日1剂。

二诊：溃疡已不疼痛，溃疡面积减小，无新发溃疡。已无牙龈肿痛，仍口干，胃胀好转，余症皆有不同程度减轻。舌淡苔白腻，脉沉细。上方原方不变，续服3剂。

三诊：溃疡已愈合。仍睡眠差，疲劳，胃部不适，大便烂。舌脉同前。继续调理身体。

口疮寒热夹，甘草泻心法

案 陈某，女，24岁，2017年12月8日初诊。

[**病史**] 口腔溃疡5天。患者5天前无明显诱因舌部出现多个小溃疡面，逐渐增大，疼痛剧烈，因之前有朋友反复口腔溃疡在此就诊效果明显，故来就诊。刻下症见：舌中部两边及口腔黏膜上散在多个溃疡，疼痛难忍，尤其说话及吃饭时疼痛剧烈。口干无口苦，纳差，易腹胀，嗳气，无反酸烧心，大便偏烂，小便正常，眠可。月经正常。舌淡胖苔白腻，脉沉细弦。既往无口腔溃疡病史。

[**处方**] 甘草泻心汤加减。

炙甘草 30g	半夏 15g	炮姜 10g	大枣 15g
党参 20g	黄连 5g	黄芩 10g	生地黄 30g
石膏 30g	白术 15g	茯苓 30g	

3剂，水煎服，日1剂。

后患者未复诊。及至2个月后因它病来诊，诉上次服药后溃疡即愈，故未复诊。

[**辨治体会**] 根据上案中所提到的关于口腔溃疡的3种情况，此案患者口腔溃疡，伴有纳差、易腹胀、嗳气、大便偏烂，应为第2种情况。故选用甘草泻心汤加减。因当日药房无干姜，故而用炮姜替代干姜。患者腹胀、大便烂、舌淡胖苔白腻为脾虚痰湿征象，故而加白术、茯苓健脾祛湿。患者口干为阳明有热，加石膏清阳明之热。同时如上案所说，生地、石膏为治疗口腔溃疡急性期特效药，可一并用之。

按： 甘草泻心汤为治疗口腔溃疡的重要方剂，其出自《金匮要略·百合狐惑阴阳毒病脉证治》："狐惑之为病，状如伤寒，默默欲眠，目不得闭，卧起不安。蚀于喉为惑，蚀于阴为狐。不欲饮食，恶闻食臭，其面目乍赤、乍黑、乍白。蚀于上部则声喝，甘草泻心汤主之。"后世常根据此条将甘草泻心汤用于治疗口腔溃疡，效果显著。然而，我们在临床中也发现，不是所有的口腔溃疡都是使用甘草泻心汤有效果的。这就说明，使用甘草泻心汤治疗口腔溃疡也是有适应证的。那么它的适应证是什么呢？我们来看甘草泻心汤最初出现在《伤寒论》中的条文。《伤寒论》第158条："伤寒中风，医反下之，其人下利日数十行，谷不化，腹中雷鸣，心下痞硬而满，干呕，心烦不得安。医见心下痞，谓病不尽，复下之，其痞益甚，此非结热，但以胃中虚，客气上逆，故使硬也。甘草泻心汤主之。"可见甘草泻心汤在《伤寒论》中是用来治疗下利，同时伴有痞满的。因此对于口腔溃疡伴有消化系统症状，如纳差、腹胀、下利、嗳气等的患者更为适用。

其中甘草的用量，原方是"四两"，换算成目前通用计量单位应该是50~60g（具体计量换算可参考《经方温化发微》中《关于经方中药物剂量的换算》一文）。通过大量临床观察，我们也发现临床应用甘草泻心汤时，甘草用量须在30g以上止痛效果才更快更显著。至于使用炙甘草还是生甘草，各家说法不一。原文中是炙甘草，但是也有专家认为，生甘草更接近古代的炙甘草，且生甘草有祛热的作用，应该用生甘草。临床中笔者亦试验过，不管用生甘草还是炙甘草皆有效，各位读者亦可在后续的临床自行摸索。

至于此方的加减，甘草泻心汤本就是用于寒热错杂之证候，因此临床可具体根据寒热虚实偏颇来调整药量药味。比如，如果偏热可加石膏清阳明之热，加生地黄清少阴之火，或减干姜用量；偏寒可增加干姜用量，或加附子；甘草味甜能令人满，可增加半夏的用量配合干姜对抗甘草的致满作用的同时可增强疗效。经方大师胡希恕先生在讲《金匮要略》中此条文的时候就曾说过："我用这种方法治这种病，还没遇见过不好的。"

此案关键点有：

（1）此案口腔溃疡为寒热错杂型，常伴痞满、下利、嗳气等。

（2）甘草用量需大，以生甘草为佳，30g以上效果较好。

（3）石膏、生地为口腔溃疡专病专药，可在辨证基础上加用。

类案

类案1 陈某，男，44岁，2017年3月17日初诊。

[**病史**]患者前日就餐时不小心咬到舌头，后此处出现溃疡，疼痛，口干，口臭，无口苦，经常腹胀，大便烂，小便偏黄，睡眠多梦。舌淡苔腻微

黄，脉弦细。

[**处方**]甘草泻心汤合导赤散加减。

炙甘草 30g	黄芩 15g	黄连 5g	干姜 10g
党参 20g	红枣 15g	石膏 30g	生地 20g
柴胡 30g	白术 15g	茯苓 20g	木通 10g
淡竹叶 10g			

3 剂，水煎服，日 1 剂。

类案 2 吴某，男，38 岁，2018 年 5 月 10 日初诊。

[**病史**]患者口腔溃疡反复发作 10 余年。经常在睡眠不好或者工作压力较大的情况下发作，以口腔黏膜及舌体两侧为主，发作时疼痛难忍，经人介绍来诊。刻下症见：口腔散在多个口腔溃疡，口臭，无口干及口苦，小便色黄，大便不成形，黏滞难排，便不尽感，入睡困难，睡眠质量差。舌淡苔白腻，脉沉滑。

[**处方**]甘草泻心汤加减。

炙甘草 30g	干姜 10g	黄芩 15g	半夏 15g
黄连 10g	大枣 15g	石膏 40g	茯苓 30g
苍术 15g	枳实 15g	车前子 15g	龙骨 30g
牡蛎 30g			

5 剂，水煎服，日 1 剂。

二诊：口腔溃疡部分愈合，大便好转，虽仍不成形，但是排出较通畅，无排不尽感。

[**处方**]炙甘草增加到 40g，茯苓增加到 50g，续服 5 剂。

三诊：口腔溃疡已全部愈合。大便成形，觉腹胀，无口臭，入睡困难好转。舌淡苔白腻，脉沉。

[**处方**]初诊方基础上加木香 15g、砂仁 10g，石膏减为 30g，续服 7 剂。

类案 3 林某，女，43 岁，2018 年 7 月 21 日初诊。

[**病史**]患者口腔溃疡反复发作，近半年来发作越来越频繁，担心身体有问题故来就诊。刻下症见：暂无口腔溃疡，乏力，纳差，进食则胃脘部胀满，嗳气，无反酸及烧心，偶觉恶心，无呕吐，口干不欲饮，易腹泻。舌淡苔白腻，脉关滑尺沉。

[**处方**]甘草泻心汤加减。

炙甘草 30g	干姜 10g	黄芩 15g	半夏 15g

黄连 5g	大枣 10g	党参 15g	茯苓 30g
陈皮 15g	木香 15g	砂仁 10g	白术 15g
枳实 15g			

7剂，水煎服，日1剂。

二诊：无口腔溃疡，纳食好转，仍食后腹胀，二便正常。予半夏泻心汤合茯苓饮加减调理月余，溃疡未复发，胃脘部胀满及纳差好转。

潜阳封髓丹，口疮阳虚痊

案 吴某，男，62岁，2017年6月20日初诊。

[**病史**] 口腔溃疡反复发作5年余。患者经常无明显诱因出现口腔溃疡，疼痛难忍。此次口腔溃疡发作3天，伴反酸、大便稀烂，双眼分泌物增多，睡眠易醒，醒后不易入睡，怕冷，尤其冬天双手冰凉、麻木，腰酸、累，无口干口苦，小便可。舌暗淡胖、苔白滑，脉弦。

[**处方**] 潜阳封髓丹加减。

附子 10g	黄柏 15g	砂仁 10g	炙甘草 10g
龟甲 10g	茯苓 30g	苍术 10g	泽泻 20g
龙骨 20g	牡蛎 20g	菊花 15g	怀牛膝 15g

6剂，水煎服，日1剂。

二诊：口腔溃疡已愈合。惊讶于中医疗效，决定继续调理身体。

[**辨治体会**] 此案患者口腔溃疡伴有怕冷、双手冰凉、麻木，大便偏烂，舌暗淡胖、苔白滑，为阳虚湿停症状；反酸、双眼分泌物增多、易醒、脉弦为虚阳上越之征；因此此案应为第3种情况，用潜阳封髓丹加减。患者大便烂、腰酸、累为水湿停滞较重，因此加茯苓、苍术、泽泻利水祛湿，同时加怀牛膝壮腰膝，菊花清热明目。

按：潜阳封髓丹由潜阳丹、封髓丹二方合成。其中潜阳丹为郑钦安自制的扶阳方，用治阳气不足、虚阳上浮诸症。原方药物组成为：砂仁30g，附子24g，龟甲6g，甘草15g。郑氏解说曰："潜阳丹一方，乃纳气归肾之法也，夫砂辛温，能宣中宫一切阴邪，又能纳气归肾。附子辛热，能补坎中真阳，真阳为君火之种，补真火即是壮君火也。况龟甲一物坚硬，得水之精气而生，有通阴助阳之力，世人以利水滋阴目之，悖其功也。佐以甘草补中，有伏火互根之妙，故曰潜阳。"（《医理真传·卷二》）。封髓丹原出于元代《御药院方》，功能"降心火，益肾水"，组成：黄柏30g，砂仁21g，甘草9g（郑氏拟定剂量）。本方虽非郑钦安自拟，但郑氏非常推崇之，认为"此一方不可轻视，余尝亲身阅历，能治一切虚火上冲牙痛、咳嗽、喘促、面肿、喉痹、耳肿、目赤、闭塞、遗尿、滑精诸症，屡获奇效，实有出人意外，令人不解者……至平至常，至神至妙"（《医理真传·卷二》）。

此案关键点有：

此案口腔溃疡为虚阳上越型，身体上部龙雷之火上越，下部真阴不足。

类案

类案1 陈某，男，22岁，2017年5月9日初诊。

[**病史**]患者为大三学生，近1年反复口腔溃疡，时常感觉头昏脑胀，注意力无法集中。经常不规律饮食及熬夜，手淫频繁。曾到处医治效果不佳，经同学介绍前来就诊。刻下症见：精神疲倦，口腔多处溃疡，疼痛难忍，进食讲话尤甚，上课注意力无法集中，头昏头胀，自觉腰酸软无力，时有阳痿早泄，口干，无口苦，平素手足比较凉，纳差，小便黄灼热感，大便偏烂日1次。舌淡胖尖红刺，边有齿痕，苔白腻，脉寸浮关尺脉沉。

[**处方**]潜阳封髓丹合导赤散加减。

黄柏 15g	砂仁 10g	附子 10g	龟甲 20g
淡竹叶 15g	生地 30g	木通 10g	甘草 30g
怀牛膝 30g	石膏 30g	苍术 15g	茯苓 30g

3剂，水煎服，日1剂。

二诊：患者诉口腔溃疡基本愈合。

[**处方**]上方减甘草为10g。继服10剂调理善后。嘱其尽量不熬夜，饮食规律，当以学业为重，戒手淫陋习。

类案2 陈某，女，42岁，2018年10月18日初诊。

[**病史**]反复口腔溃疡10余年。今次口腔溃疡发作2天，伴牙龈肿痛，不能饮食，无口干口苦，大便成形。舌淡胖边齿痕，脉沉细寸浮数。

[**处方**]玉女煎合导赤散加减。

淡竹叶 15g	石膏 45g	生地黄 30g	熟地黄 30g
知母 15g	怀牛膝 30g	通草 10g	甘草 15g
茯苓 30g			

5 剂，水煎服，日 1 剂。

二诊：口腔溃疡已愈，无牙龈肿痛，欲继续治疗，以防复发。诉平素怕冷，食寒凉食物易腹泻，大便多稀溏，腰膝酸软，四肢易冰冷，月经量少，色淡。

[处方] 玉女煎合潜阳封髓丹加减。

石膏 30g	熟地黄 30g	知母 15g	怀牛膝 30g
通草 10g	甘草 15g	茯苓 30g	附子 10g
黄柏 10g	砂仁 10g	龟甲 20g	

7 剂，水煎服，日 1 剂。

后转膏方调理 3 个月余，口腔溃疡复发次数明显减少，其余诸症也明显缓解。

类案 3 曾某，女，55 岁，2018 年 11 月 7 日初诊。

[病史] 患者复发性口腔溃疡 10 余年，刻下症见：口腔左侧黏膜溃疡，疼痛，口干口苦，反酸，无烧心，轻微腹胀，双侧膝关节酸痛，二便可。舌淡苔白腻，脉沉细。

[处方] 潜阳封髓丹加减。

生地黄 30g	石膏 30g	附子 10g	黄柏 15g
砂仁 10g	龟甲 15g	陈皮 30g	苍术 20g
茯苓 30g			

7 剂，水煎服，日 1 剂。

腰痛寒湿痹，温化用肾着

案 张某，女，61 岁，2018 年 3 月 23 日初诊。

[病史] 患者长期腰痛、腰酸，肩背痛，有时伴双下肢放射痛，按摩理疗或者用盐热敷后可好转，但旋即复痛。CT 提示腰椎间盘突出。刻下症见：腰部酸痛、冷痛，喜热敷，以右侧为甚，肩背痛，双下肢无力、发沉，无口干口苦，纳眠可，大便正常。舌淡苔白腻，脉沉细。

[处方] 甘姜苓术汤加减。

茯苓 30g	干姜 10g	苍术 20g	怀牛膝 30g
杜仲 15g	川断 20g	葛根 30g	丹参 20g
石斛 20g	白芍 20g	桑寄生 15g	独活 15g

5剂，水煎服，日1剂。

二诊：肩背已不痛，下肢觉有力，腰痛缓解，仍右腰酸痛，伴下坠感。

[处方] 上方干姜增至15g，石斛增至30g，独活增至20g。续服6剂。

三诊：腰痛明显好转，觉目涩，无口干口苦，大便偏烂，舌淡苔白腻，脉沉弱。

[处方] 上方减干姜为10g，加当归15g、川芎20g、车前子30g。7剂，水煎服，日1剂。

四诊：诸症改善。唯觉腿重，咽部有痰，稍头晕，大便正常，无口干口苦。舌淡苔白腻，脉沉细。

[处方] 前方加减善后。

茯苓 30g	干姜 10g	苍术 20g	怀牛膝 50g
杜仲 15g	川断 20g	防己 15g	黄芪 30g
附子 10g	白芍 20g	桑寄生 30g	当归 15g
川芎 20g	车前子 30g	桂枝 10g	

7剂，水煎服，日1剂。

[辨治体会] 甘草干姜茯苓白术汤出自《金匮要略·五脏风寒积聚病脉证并治》："肾着之病，其人身体重，腰中冷，如坐水中，形如水状，反不渴，小便自利，饮食如故，病属下焦，身劳汗出。衣（一作表）里冷湿，久久得之，腰以下冷痛，腹重如带五千钱，甘草干姜茯苓白术汤主之"，为治疗寒湿腰痛的常用方剂。本案患者长期腰部酸痛、冷痛，双下肢无力、发沉，正与条文吻合。寒湿阻滞太阳膀胱之经脉，则腰背下肢疼痛无力。脉沉者，主里，亦主水。故舌淡苔白腻、脉沉细亦寒湿之象。方中甘草、干姜温中祛寒，茯苓、白术排除水气，其中白术如上节所述用苍术疗效更好。脉细者，内不足，故合用补肾壮腰之"腰三联"，即怀牛膝、杜仲、川断三药，再加桑寄生、独活以加强祛风湿、强腰膝之功。同时患者双下肢无力明显，合用黄煌教授之"四味健步汤"即赤芍、石斛、怀牛膝、丹参。本案患者以疼痛为主，血瘀不明显，故而用白芍，未用赤芍。患者肩背痛，为葛根药证，《神农本草经》亦言葛根可治"诸痹"，其有解肌的作用，可以舒缓颈肩腰背之肌肉，故而一并用之。方证对应，服用5剂后患者症状即缓解。二诊时效不更方，增加药量以增强药效。三诊时腰痛明显缓解，觉目涩，减干姜用量，即中病即止，防过用伤阴。

加当归、川芎即合当归芍药散之意，补血活血、利水止痛；加车前子利水、除湿痹，如《神农本草经》言车前子"主气癃，止痛，利水道小便，除湿痹"。四诊时诸症改善，按前法加减、调整剂量善后即可。

按：甘姜苓术汤又称肾着汤，初看平淡无奇的四味药，却总会发挥出让人惊奇的效果。第一次接触此方，是在上学时看刘渡舟教授的医案，滋摘录如下："迟某，男，50岁。其病为腰腿、两足酸痛，恶寒怕冷，行路则觉两腿发沉。切其脉沉缓无力，视其舌硕大，苔则白滑。沉为阴脉，属少阴阳气虚也；缓为湿脉，属太阴脾阳不振也。本证为《金匮》所述'肾着'之病，为疏：茯苓30克，白术15克，干姜14克，炙甘草10克。此方服至12剂，则两足变热，恶寒怕冷与行路酸沉、疼痛之证皆愈。"当时即惊叹于经方的神奇。对于腰冷痛、舌淡苔白、脉沉的患者，使用此方每每取得良效。

但是此方的使用却不仅仅局限于腰痛，我常加减化裁用于多种疾病，抓住"寒湿"为患之基本病机即可。印象最深刻的病案是一位老太太，左膝关节疼痛20余年，不能上下楼梯，十分痛苦，曾多次遍访名医，效果不明显。后经人介绍来就诊，服1剂即明显缓解。现将该案整理于下，以飨读者。

耿某，女，71岁，2018年2月8日初诊。

患者左膝关节疼痛20余年，辗转多地求诊，中药、西药服用无数，皆无明显效果。经人介绍来诊。刻下症见：左膝关节疼痛，不能走远及上下楼梯，口干渴，夜间尤其明显，口臭，无口苦，大便不成形，腰酸软无力，夜尿频，纳眠可。舌淡胖苔白腻，脉沉细寸浮。

初诊：考虑患者左膝关节疼痛、腰酸软、大便不成形、夜尿频、舌淡胖苔白腻，脉沉细为下焦阳虚、寒湿内停的表现。寒湿停于关节则关节疼痛，停于腰则腰酸软；阳虚不能制水则大便不成形、夜尿频。

[处方] 甘草干姜茯苓白术汤加减。

苍术 15g	茯苓 30g	干姜 10g	怀牛膝 30g
川断 15g	石膏 30g	附子 15g	肉桂 5g
炙甘草 10g			

5剂，水煎服，日1剂。

二诊：患者自诉效如解绳，服1剂膝关节疼痛即明显好转，5剂服完自觉已好六七成，腰酸软明显改善，口干改善，夜间已无明显口干，夜尿也减少，大便已成型，现偶头晕、流涎，舌淡苔白腻，脉左寸浮关尺深。上方微调剂量后续服12剂。

三诊：患者左膝关节疼痛明显改善，但是腰酸放射至下肢疼痛，觉双下肢无力，口干不欲饮，无口苦，头汗多，大便偏烂，已无夜尿。舌淡苔白腻，脉寸关弦。考虑患者口干、头汗多、腰酸、双下肢无力、大便烂、脉弦为上热下寒之柴胡桂枝干姜汤方证，因此在前方基础上合用柴胡桂枝干姜汤。其中天花粉苦、寒不利于大便溏，替换为葛根，葛根味甘、平，亦可主治消渴，同时还可以治下利，有利于患者大便溏。

［处方］

苍术 15g	茯苓 30g	干姜 10g	怀牛膝 30g
附子 15g	炙甘草 10g	柴胡 30g	黄芩 15g
桂枝 10g	葛根 30g	牡蛎 30g	党参 20g

7剂，水煎服，日1剂。

患者诉服药20余年，没有一次效果这么好，决定坚持治疗。后患者坚持服药半年余，诸症恢复良好。

患者20余年之痼疾，能1剂见效，全赖经方之功！

此案关键点有：

（1）腰部酸痛、冷痛，双下肢无力、发沉，脉沉为甘姜苓术汤方证。

（2）伴肾虚可合用"腰三联"。

（3）若腰痛属腰椎间盘突出者，合当归芍药散活血利水。

类案

类案1 莫某，男，28岁，2018年3月7日初诊。

［病史］患者的腰双侧疼痛1周，以酸痛为主，伴气短，动则气喘，自觉疲劳，无口干口苦，嗳气，无反酸，纳差，大便偏烂，舌淡胖边齿痕苔白，脉沉弱。

［处方］甘姜苓术汤合茯苓杏仁甘草汤加减。

茯苓 30g	苍术 15g	干姜 10g	党参 20g
陈皮 20g	枳壳 10g	附子 15g	杏仁 10g
炙甘草 10g	怀牛膝 30g	川断 20g	

5剂，水煎服，日1剂。

二诊：腰酸痛、气短明显好转，仍纳差。舌脉同前。

［处方］上方改枳壳为15g，加鸡内金10g，续服7剂。

类案2 黄某，男，52岁，2018年5月7日初诊。

［病史］患者长期右侧腰痛，伴左脚底痛，大便正常，无口干口苦，舌胖大，脉左关弦，右脉尺沉微。无痛风病史，体检尿酸正常，腰椎X线未见明

显异常。

[**处方**] 甘姜苓术汤加减。

茯苓 30g	干姜 15g	苍术 20g	怀牛膝 30g
杜仲 20g	川断 20g	车前子 30g	熟地黄 50g
细辛 5g	白芍 15g	当归 15g	川芎 20g

7 剂，水煎服，日 1 剂。

二诊：左脚底痛减轻，仍右腰痛，双下肢无力。舌脉同前。

[**处方**] 前方加减。

茯苓 30g	干姜 10g	苍术 20g	怀牛膝 50g
杜仲 20g	川断 20g	泽泻 30g	丹参 30g
石斛 20g	白芍 15g	当归 15g	川芎 20g

7 剂，水煎服，日 1 剂。

三诊：腰痛减轻，怕冷，偶脚底刺痛。

[**处方**] 前方加减。

茯苓 30g	干姜 15g	苍术 20g	怀牛膝 45g
杜仲 20g	川断 30g	熟地 50g	细辛 5g
白芍 15g	当归 15g	川芎 20g	丹参 20g
附子 10g			

7 剂，水煎服，日 1 剂。

四诊：腰痛基本缓解。前方调整剂量后续服 7 剂。

类案 3 彭某，男，47 岁，2019 年 5 月 13 日初诊。

[**病史**] 患者近几个月来腰痛，劳累后加重，伴口干，无口苦，大便正常，怕冷，不能穿短裤，夜尿 2 次左右，皮肤、口唇色暗，舌淡苔白腻，脉沉细。X 线示腰椎骨质增生。

[**处方**] 甘姜苓术汤加减。

干姜 10g	怀牛膝 45g	杜仲 20g	川断 20g
苍术 20g	茯苓 30g	炙甘草 10g	附子 15g
白芍 15g	桑寄生 30g	威灵仙 20g	川芎 30g
熟地黄 50g	山萸肉 15g	山药 15g	

7 剂，水煎服，日 1 剂。

二诊：诉腰痛已愈大半。舌脉同前。效不更方，前方原方续服 7 剂。

眩晕非阳亢，温化用之良

案 吴某，女，50 岁，2018 年 5 月 16 日初诊。

[**病史**] 患者头晕 3 个月余。患者头部 10 余年前曾受外伤，恢复较好，无不适症状。3 个月前无明显诱因出现头晕，伴有天旋地转，曾外院输液治疗，有所好转，但是仍头晕。经友人介绍来诊，刻下症见：头晕，伴有天旋地转，口唇色暗，痰多，色白，口干无口苦，手足长期冰冷，伴手麻，眠差，大便正常，舌淡苔白腻，脉右关弦尺沉。无高血压、糖尿病等慢性病史。颈椎未查。

[**处方**] 苓桂术甘汤合真武汤合当归芍药散合吴茱萸汤加减。

苍术 15g	茯苓 30g	桂枝 10g	丹参 30g
川芎 15g	党参 20g	当归 15g	白芍 15g
泽泻 30g	吴茱萸 5g	半夏 20g	葛根 30g
天麻 30g	橘红 20g	炙甘草 10g	大枣 10g
生姜 3 片			

5 剂，水煎服，日 1 剂。

二诊：头晕减轻，已无天旋地转感。但头痛，以前额为甚，口干，胃胀痛，大便烂，双手觉麻木。舌脉同前。

[**处方**] 前方加减。

苍术 15g	茯苓 30g	桂枝 10g	丹参 30g
川芎 30g	党参 20g	当归 15g	白芍 15g
泽泻 30g	木香 15g	砂仁 10g	葛根 30g
白芷 10g	石膏 30g	炙甘草 10g	

8 剂，水煎服，日 1 剂。

三诊：头晕基本消失，头痛减轻，胃痛减轻，颈项僵痛，手麻同前，口唇暗。舌脉同前。

[**处方**] 二诊方基础上改白芷为细辛 5g。续服 5 剂。

四诊：头晕、头痛消失，唯觉头稍重，胃痛偶作，手麻减轻。舌淡齿痕苔白腻，右脉弦。

［**处方**］三诊方基础上改葛根为佩兰15g。续服7剂。

后11月份因感冒来诊，诉服前药后头晕头痛已愈。第2年头晕又做，依前法治疗后痊愈。

［**辨治体会**］此案患者头晕，伴有天旋地转，痰多，色白，舌淡苔白腻，脉右关弦尺沉，脉弦和脉沉皆可主水、主痰饮，与苓桂术甘汤方证相合。《金匮要略·痰饮咳嗽病脉证并治》云："心下有痰饮，胸胁支满，目眩，茯苓桂枝白术甘草汤主之。""目眩"即头晕眼花，视物旋转。根据此条，苓桂术甘汤常被用作治疗痰饮所致眩晕的主方。患者手足长期冰冷、尺脉沉为少阴阳虚之证，故而合用真武汤，即"太阳病发汗，汗出不解，其人仍发热，心下悸，头眩，身瞤动，振振欲擗地者，真武汤主之"。又外患者头部有外伤史，且口唇色暗，手麻，考虑合并血虚血瘀，方用当归芍药散，既养血活血又祛湿利水。另患者痰多，舌淡苔白腻，关脉弦，为中焦虚寒、痰饮上冲之证，故而合用吴茱萸汤，即"干呕，吐涎沫，头痛者，吴茱萸汤主之"。方中泽泻用量宜大，一般可用至30~60g。再加半夏、天麻、橘红即合半夏白术天麻汤之意。诸方合用，二诊时患者头晕即减轻，已无天旋地转感。但患者前额疼痛明显，加白芷10g；患者胃胀痛，为胃肠气滞，加木香、砂仁行气导滞；患者口干为阳明证，因此加石膏；其余药物因头晕已减轻则酌去之。三诊时患者诸症减轻，唯手麻不减，改白芷为细辛，取当归四逆汤之意。四诊时患者即手麻减轻，头晕头痛消失，唯觉头稍重，为痰湿阻窍，改葛根为佩兰，芳香化湿。前后四诊，患者诸症皆愈！

按：其实此案首诊方中除包含苓桂术甘汤、真武汤、当归芍药散、吴茱萸汤外，还包括了泽泻汤、小半夏汤、桂枝加葛根汤，属于经方的叠用。经方的特点为短小精悍，集中药力解决某一问题，但是临床常多变证或者合并多种证候，这时就需要两个或者多个经方合用，也叫叠用。临床我们治疗眩晕常用的经方除以上几首外还有：温经汤、大小柴胡汤、甘姜苓术汤、葛根汤、桂枝加葛根汤、桂枝茯苓丸等，临床都可以据证加减叠用。由以上方剂也可看出，眩晕的病机多为寒湿瘀，治当温阳利水化痰。温阳利水用苓桂术甘汤、泽泻汤、小半夏汤；化瘀用桂枝茯苓丸、当归芍药散、温经汤；证在太阳用桂枝加葛根汤或者葛根汤，证在少阳用小柴胡汤，证在太阴、少阴用真武汤，证在厥阴用吴茱萸汤，证偏阳明可用大柴胡汤。

笔者临床按此治疗头晕，常能"一剂知，三剂愈"，兹录近期医案一则于下："黄某，男，68岁，2019年6月10日就诊。患者高血压、颈椎外伤病史，长期规律服用降压药，血压控制平稳。然近1周来血压稍偏高，清晨在

150/90mmHg 左右，其他时间 140/90mmHg 左右。近 1 周来觉头晕，尤其是睡觉变化姿势时，睁开眼睛可慢慢缓解，颈椎压痛，口干，口苦，腹胀，多汗，无心悸，眠可，二便正常。舌淡苔白腻，脉沉。考虑为少阳之气夹痰饮上冲，方选苓桂术甘汤合小柴胡汤加葛根加减：茯苓 30g，苍术 15g，桂枝 15g，炙甘草 10g，泽泻 30g，葛根 45g，白芍 15g，生姜 3 片，红枣 15g，柴胡 30g，黄芩 15g，川芎 20g，半夏 15g，党参 15g。3 剂，水煎服，日 1 剂。二诊时患者诉服药 1 剂头晕即明显减轻，3 剂服完头晕已不明显，为巩固治疗原方续服 3 剂。"

此案关键点有：

（1）眩晕机制为寒湿瘀，治疗上温阳是基础、利水是关键、活血促疗效。

（2）《经方温化发微》一书中提出"无水不作眩"。故在眩晕治疗上泽泻用量宜大，一般 30g 以上治疗眩晕效果较好。

类案

类案 1 释某，女，32 岁，2018 年 4 月 3 日初诊。

[病史] 患者近期头晕，尤其月经前明显，伴气短，精神差，睡眠多梦，易醒，口干，易惊恐，下腹闷痛，纳差，无恶心欲吐，无心慌心悸，大便烂，小便尚可。月经量少，规律，色暗，有血块，有时痛经，现月经刚结束。舌淡苔白腻，脉沉细。

[处方]

吴茱萸 10g	川芎 20g	当归 20g	白芍 15g
丹皮 20g	桂枝 10g	干姜 10g	半夏 20g
麦冬 20g	党参 30g	茯苓 30g	杏仁 15g
炙甘草 10g	菖蒲 20g	远志 10g	

8 剂，水煎服，日 1 剂。

二诊：头晕、多梦、易惊均已改善，精神明显好转，小腹闷痛消失，口干好转，胃纳改善，仍大便偏烂。舌脉同前。

[处方] 前方去杏仁，加苍术 15g。续服 7 剂。

三诊：诸症改善，稍觉头如裹，纳稍差，大便已正常，口干无口苦，舌淡苔白，脉沉细。

[处方] 前方加减。

吴茱萸 5g	川芎 20g	当归 10g	白芍 10g
干姜 10g	半夏 20g	党参 30g	茯苓 30g

| 苍术 15g | 炙甘草 10g | 菖蒲 20g | 远志 10g |
| 木香 10g | 砂仁 10g | 佩兰 10g | |

7 剂，水煎服，日 1 剂。

类案 2 马某，女，48 岁，2018 年 3 月 19 日初诊。

[**病史**]患者头晕 1 周，伴恶心欲吐，无头痛，无天旋地转感，右肩背及上肢痛，疲劳，乏力，怕冷，手脚易冰凉，无口干口苦，大便先硬后软，纳眠可。舌淡苔白腻，脉沉细。颈椎 X 线片示骨质增生、颈椎退行性变。

[**处方**]

茯苓 30g	苍术 15g	桂枝 15g	姜黄 15g
羌活 15g	威灵仙 30g	附子 15g	当归 10g
白芍 10g	川芎 20g	泽泻 30g	葛根 30g

3 剂，水煎服，日 1 剂。

二诊：基本无头晕，右肩背痛改善明显，觉口干、口水多，无恶心欲呕，喜打哈欠，脚痒，舌淡苔白腻，脉沉细。

[**处方**]上方减姜黄为 10g，去威灵仙、葛根，加麻黄 5g、细辛 5g，续服 4 剂。

类案 3 阮某，女，63 岁，2018 年 3 月 8 日初诊。

[**病史**]患者近期夜间睡眠时转头则头晕，有天旋地转的感觉，睁眼或者恢复之前姿势则可缓解，前几年也曾出现过此种情况，行按摩推拿后好转，此次按摩推拿效果不明显，故来就诊。刻下症见：夜间睡眠时转头则头晕，有天旋地转的感觉，有时伴呕吐，尿急、尿频，唇色暗，无口干口苦，眠差，大便正常。舌淡胖边齿痕苔白腻，脉沉细。

[**处方**]

吴茱萸 10g	党参 15g	附子 15g	苍术 15g
茯苓 30g	白芍 10g	桂枝 10g	泽泻 30g
生姜 5 片			

5 剂，水煎服，日 1 剂。

二诊：头晕已痊愈。现咳嗽，白色泡沫痰，咽痒不痛，口干无口苦，怕冷怕风，全身酸痛，大便正常，小便频急，半小时 1 次，舌淡苔白腻，脉沉细。

[**处方**]以小青龙汤加减愈其咳嗽。

自汗非气虚，痊愈柴桂姜

案　林某，女，54岁，2018年9月20日初诊。

[**病史**] 患者多年来上半身汗多，背部出门需像小孩一样垫汗巾，头部经常汗出湿发，为此夏季不敢穿裙子，十分苦恼。因为关节疼痛在我院住院治疗，路过我科前来咨询是否能用中药治疗。得到肯定答复后抱着试一试心态挂号来诊。刻下症见：汗出湿衣，以身体上部为主，口干不欲饮水，无口苦，咽喉不利，痰多，晨起明显，咽之不下、吐之不出，早醒，怕冷又怕热，二便正常，双膝关节疼痛经住院治疗后已无症状。舌暗苔白，脉弦细。

[**处方**] 柴胡桂枝干姜汤合半夏厚朴汤加减。

柴胡 30g	桂枝 15g	干姜 10g	天花粉 25g
黄芩 15g	煅龙骨 30g	炙甘草 10g	煅牡蛎 30g
浮小麦 30g	半夏 15g	厚朴 10g	茯苓 30g
苏梗 10g	石膏 30g		

3剂，水煎服，日1剂。

二诊：诉服上药后汗出明显减少，已不用垫汗巾，睡眠改善。

[**处方**] 前方加糯稻根20g，续服5剂。

三诊：诉服上药后汗出基本正常。患者欲彻底调整体质，上方转膏方服用1个月余，体质明显好转。

[**辨治体会**]《伤寒论》第147条："伤寒五六日，已发汗而复下之，胸胁满微结，小便不利，渴而不呕，但头汗出，往来寒热，心烦者，此为未解也。柴胡桂枝干姜汤主之。"患者出汗以上半身为主，尤其是头部和后背，即类似条文之"但头汗出"；患者"怕冷又怕热"可看做"往来寒热"；且患者口干、脉弦细，为柴胡桂枝干姜汤方证。患者"咽喉不利，痰多，晨起明显，咽之不下、吐之不出"为梅核气之半夏厚朴汤方证，故而两方合用。方中牡蛎煅用以收敛止汗；患者易醒，加煅龙骨、浮小麦既收敛止汗又安神助眠；加石膏以清阳明气分之热。患者初诊抱试一试心态，因此只取药3剂。然3剂后汗出明显减少，其复诊时满怀喜悦，直言不可思议。二诊时为加强止汗效果，加入止汗之糯稻根。三诊时患者诸症基本痊愈，因疗效较好，欲再继续调理体质，以防

复发。遂将上方转膏方服用 1 个月余。随访 1 年，身体良好。

按：柴胡桂枝干姜汤由柴胡、桂枝、干姜、天花粉、黄芩、牡蛎、炙甘草组成。此方可看做小柴胡汤之变方。由小柴胡去半夏、党参、大枣，加桂枝、天花粉、牡蛎，易生姜为干姜而成。此方为经方中较难把握的方剂之一，对于此方的理解，可参考多家注解。

《刘渡舟伤寒临证指要》记有："当年刘渡舟老师与经方名家陈慎吾先生请教本方的运用时，陈老指出柴胡桂枝干姜汤治疗少阳病而又兼见阴证机转者，用之最恰。"阴证机转是什么？陈老未曾说明。后刘老在其《伤寒论十四讲》中明确指出，本方治"胆热脾寒，气化不利，津液不滋所致腹胀、大便溏泻、小便不利、口渴、心烦或胁痛控背、手指发麻、脉弦而缓、舌淡苔白等证"。

胡希恕先生在《胡希恕伤寒论讲座》中则认为该方病机是"内里没水，有热"，"就是小柴胡汤证，（又见）里不虚，而不呕，渴，有的时候气上冲，有微发烧，就是有表证"。

冯世伦等编著的《胡希恕病位类方证解》中认为"阴证机转是指病位在半表半里由阳证转为阴证。这就明确了小柴胡汤治疗半表半里阳证，而柴胡桂枝干姜汤治疗半表半里阴证，也即厥阴病"。

毛进军教授《思考经方》中认为此方"柴胡桂枝干姜汤证是少阳、太阳、太阴合病证，病机为枢机不利，表里不和，阴阳不通，水热微结，中虚津亏，寒热错杂。全方有调和枢机、解表清里、温中散结、清热养津、降逆除满等多重功效，所以这个方子临证用途最为广泛，用好了，疗效不可思议"。

现代《方剂学》（人民卫生出版社，谢鸣主编）则认为此方功效为：和解少阳，温化水饮。将此方归入和解剂。

我认为此方可用于治疗小柴胡汤证不呕而口渴者。将其总结为"上热下寒"证。上有津亏燥热，故而发热、汗出、口渴、心烦，下有阳虚寒湿不化，故而小便不利，或大便稀溏。临床如大便稀烂者可易天花粉为葛根，如大便干结者可减干姜用量，增加天花粉用量。如多汗者牡蛎宜煅用，再辅以煅龙骨、浮小麦以增强其止汗之功效。

个人认为，柴胡桂枝干姜汤可用于为少阳、太阳、太阴、阳明多经合病证。从方名来看，柴胡属少阳，桂枝属太阳，干姜属太阴。从药物组成来看，柴胡、黄芩为小柴胡汤主要成分，属少阳；桂枝、炙甘草为桂枝甘草汤，属太阳；干姜、炙甘草为甘草干姜汤，属太阴；天花粉、牡蛎为栝楼牡蛎散，属阳明。从症状来看，胸胁满微结、往来寒热、心烦属少阳；小便不利属太阴；渴而不呕，但头汗出属阳明；其中汗出亦可属太阳中风，"此为未解也"之意即太阳病症未罢。从病机分析来看，太阳表证未解和阳明之热上蒸皆可导致头汗出；邪入少阳，邪热阻于胸胁则胸胁满微结、往来寒热及心烦；汗下损伤津液，津液受损，阳明热盛则见口渴；汗下伤及太阴脾土，太阴虚寒则津液不行，故而可见小便不利和口渴。可见柴胡桂枝干姜汤方证为多经病症集合，陈老所说的"少阳病而又兼见阴证机转者"即可看做少阳、太阴合病，为其主要方证，太阳、阳明为其或然证。

此案关键点有：

（1）多汗，以身体上部为主，常颈部以上出汗明显，口干，怕冷又怕热，睡眠早醒，脉弦细为柴胡桂枝干姜汤方证。

（2）咽喉不利，痰多，咽之不下、吐之不出为半夏厚朴汤方证。

（3）汗之由来乃"阳加于阴谓之汗"，头面汗多常为上热表现。

类案

类案1 邱某，女，47岁，2017年12月11日初诊。

［病史］患者近1年来烘热汗出，下午及夜间睡觉时明显，出汗以头颈部为主，伴怕冷怕风，口干，晨起口苦，胃脘闷胀感，大便偏干，小便黄，双手易麻木，睡眠质量较差，月经正常，量偏少，脾气较急躁，舌淡苔白，脉弦细。

［处方］小柴胡汤合百合地黄汤合甘麦大枣汤加减。

柴胡 30g	黄芩 15g	半夏 15g	党参 15g
红枣 15g	天花粉 15g	煅牡蛎 30g	煅龙骨 30g
百合 20g	生地黄 30g	浮小麦 30g	炙甘草 10g
酸枣仁 15g	木香 10g	白术 30g	

7剂，水煎服，日1剂。

二诊：胃脘闷胀、双手手麻木改善，仍多汗，口干，大便偏干，眠差，怕风，舌淡苔白，脉弦细。

［处方］易方柴胡桂枝干姜汤加减。

柴胡 30g	黄芩 15g	干姜 5g	桂枝 10g
细辛 5g	天花粉 15g	煅牡蛎 30g	煅龙骨 30g
白芍 15g	炙甘草 10g	木香 10g	白术 30g

7剂，水煎服，日1剂。

第2年因病来诊诉服上药后诸症减轻，故未复诊。

类案2 祁某，女，54岁，2018年3月5日初诊。

［病史］患者有结肠癌病史。近2年来多汗，以上半身为主，口苦，稍口

干，容易反酸，手足冷，夜尿多，腰酸，大便烂，面㿠白，体胖，口唇色暗，舌淡苔白腻，脉沉细弱。

［**处方**］柴胡桂枝干姜汤加减。

柴胡 25g	黄芩 15g	桂枝 10g	炙甘草 10g
炮姜 10g	葛根 30g	煅牡蛎 30g	苍术 15g
茯苓 30g	附子 10g		

3 剂，水煎服，日 1 剂。

二诊：仍多汗，症状大致同前改善不明显，舌淡苔白腻，脉沉细。

［**处方**］上方去葛根、附子，加天花粉 20g、煅龙骨 30g、白芍 10g、红枣 15g、浮小麦 50g。续服 5 剂。

三诊：汗出有所减少，口苦口干，自觉全身寒凉。

［**处方**］前方加减。

柴胡 25g	黄芩 15g	桂枝 15g	炙甘草 10g
干姜 15g	天花粉 15g	牡蛎 30g	苍术 15g
茯苓 30g	龙骨 30g	白芍 15g	红枣 15g
浮小麦 50g			

7 剂，水煎服，日 1 剂。

四诊：多汗、口干、睡眠改善，夜尿减少，仍腰酸、手足冷，大便烂。坚持中药调理 1 年余好转。

类案 3 郭某，女，65 岁，2019 年 4 月 8 日初诊。

［**病史**］患者头颈汗多，就诊时不停擦拭，头发、衣服皆湿，十分怕热，口干无口苦，大便正常，小便可，睡眠多梦，易醒，醒后不易入睡，脾气急躁易怒。舌淡苔薄白，脉沉细。

［**处方**］柴胡桂枝干姜汤加减。

柴胡 30g	桂枝 15g	干姜 5g	天花粉 30g
黄芩 25g	煅牡蛎 30g	炙甘草 10g	当归 15g
浮小麦 30g	煅龙骨 30g	白芍 15g	川芎 15g
红枣 15g			

7 剂，水煎服，日 1 剂。

二诊：口干明显改善，出汗稍减少。补诉高血压病史、蛛网膜下腔出血病史。

［**处方**］前方加减。

柴胡 20g	桂枝 15g	干姜 5g	天花粉 30g
黄芩 30g	煅牡蛎 30g	甘草 10g	茯苓 30g
浮小麦 30g	煅龙骨 30g	白芍 15g	熟地黄 30g
桃仁 15g	丹参 30g	丹皮 30g	党参 30g

7剂，水煎服，日1剂。

三诊：汗出减少，口干无口苦，大便正常。前方加减服用14剂。

遗精非肾虚，二加龙骨愈

案 苏某，男，24岁，2018年2月22日初诊。

[**病史**] 患者未婚，尚无女朋友，有手淫习惯，且较频繁。三四年前开始遗精，少则10~15天1次，多则3~5天1次。曾间断服用中药治疗，效果不显。刻下症见：遗精伴腰酸腰痛，阳强易举，但不能持久，口干，无口苦，多汗，眠差，平素性格内向，思虑较多，难以平静，大便烂，舌淡边齿痕苔白腻，脉寸沉关尺弦。

[**处方**] 二加龙骨汤加减。

桂枝 20g	白芍 10g	干姜 15g	苍术 10g
炙甘草 10g	煅龙骨 30g	煅牡蛎 30g	附子 15g
柴胡 15g	怀牛膝 30g	川断 10g	党参 20g
枳壳 15g	茯苓 30g	黄芩 10g	

4剂，水煎服，日1剂。

二诊：服药期间无遗精，阳强明显改善，心中自觉平静很多，腰酸痛改善，大便偏烂，已无口干。舌脉同前。

[**处方**] 效不更方，上方续服7剂。

三诊：服药期间无遗精，已无腰酸腰痛，大便日2~3次，偏烂，颈项稍觉僵硬，无口干口苦，舌淡边齿痕苔白腻，脉弦。

[**处方**] 去怀牛膝、川断、白芍、枳壳、黄芩，加葛根30g，续服7剂。

后依前法继续调理20余剂，愈。

[**辨治体会**]《金匮要略·血痹虚劳病脉证并治》："夫失精家，少腹弦急，阴头寒，目眩，发落，脉极虚芤迟，为清谷亡血失精；脉得诸芤动微紧，男

子失精，女子梦交，桂枝加龙骨牡蛎汤主之。"桂枝加龙骨牡蛎汤后有注云："《小品》云：虚弱浮热汗出者，除桂，加白薇、附子各三分，故曰二加龙骨汤。"根据此段条文我们对于遗精的患者常选用桂枝加龙骨牡蛎汤，如果伴有虚寒证者选用二加龙骨汤。此案患者遗精、大便烂、舌淡边齿痕苔白腻为下焦寒湿，因此选用二加龙骨汤。使用二加龙骨汤时不去桂枝也可以，尤其是有气上冲时，桂枝有降冲气的作用，因此如果有气上冲的症状比如眩晕等时可以保留桂枝。由于药房暂无白薇提供，因此此案并未用白薇。患者遗精、多汗，龙骨、牡蛎煅用以取其收涩之性。患者腰酸腰痛、大便烂，舌淡边齿痕苔白腻，脉寸沉关尺弦为下焦寒湿，方用甘姜苓术汤。方中甘草、干姜温中祛寒，茯苓、白术排除水气，其中白术用苍术疗效更好，药虽四味，但是药专力宏，为治疗寒湿腰痛的重要方剂（该方使用详见本书第七篇文章）。患者平素性格内向，思虑较多且阳强易举、口干为郁热导致，因此合用四逆散加黄芩，疏肝解郁清热。加怀牛膝、川断，意为补腰膝、壮筋骨，以迅速改善患者不适症状。患者服用 4 剂后，二诊时各种症状皆明显改善，效不更方，原方续服 7 剂。三诊时患者诉服药期间无遗精，已无腰酸腰痛，大便日 2~3 次，偏烂，无口干口苦，现鼻塞流清涕，舌淡边齿痕苔白腻，脉弦。已无腰酸腰痛、无口干口苦及心烦，因此去怀牛膝、川断、白芍、枳壳、黄芩，仍然大便烂，日 2~3 次，颈项稍觉僵硬，加葛根 30g。葛根即可以止泻利，又可以解肌治疗颈项僵痛。葛根在《神农本草经》中的描述为"味甘，平。主治消渴，身大热，呕吐，诸痹，起阴气，解诸毒。葛谷，治下利十岁以上。"

按：二加龙骨汤不仅用于遗精，用于阳痿、早泄同样效如桴鼓。我曾受邀会诊一国外友人，男，49 岁，2018 年 7 月 21 日初诊。患者长期服用伟哥，近 1 年来阳痿、早泄，手心多汗，余无不适，舌淡苔白腻，脉沉细。予二加龙骨汤加减：桂枝 15g，白芍 15g，红枣 20g，白薇 10g，附子 10g，煅龙骨 30g，煅牡蛎 30g，炙甘草 10g，党参 30g，蛇床子 15g，菟丝子 15g，五味子 15g，生姜 3 片。7 剂，水煎服，日 1 剂。后患者反馈，服 1 剂即有反应，其效堪比万艾可。

对于阳痿、早泄的治疗，中医认为，阳以阴为基，阴以阳为用。故我结合临床体会，认为阳痿主要有以下几种原因：①阳虚为主。②阴虚为主。③精神性阳痿。临床治疗不可一味温阳，应注意阴中求阳，对于精子数量少、精液稀薄者，尚需加入补肾填精之品，同时还要注意疏肝解郁，缓解精神压力。临床上，阳痿通常伴有早泄，因此治疗阳痿不可忽视涩精止遗中药的使用，综合全面考虑，疗效才会达到最好。

此案关键点有：

（1）遗精，阳强易举，口干，多汗，眠差为二加龙骨牡蛎汤方证；腰酸腰痛，大便烂为甘姜苓术汤方证。

（2）患者遗精、多汗，龙骨牡蛎宜煅用，取其收涩之性；若为潜阳，龙牡宜生用。

（3）举而不坚或举而不久，宜加党参。

类案

类案1 陈某，男，22岁，2017年11月6日初诊。

[**病史**]此患者初诊为张燕接诊，患者为学生，遗精约1周1~2次，平时与女友稍接触，比如接吻、拥抱也会遗精，伴右侧腹股沟拘急疼痛，无口干及口苦，稍觉腰酸，余无不适，性格偏内向，以前经常熬夜，否认频繁手淫史。舌暗红苔少，脉弦细尺稍弱。初诊时考虑肝郁肾虚，从肝肾入手治疗。

[**处方**]

柴胡 15g	陈皮 10g	川芎 10g	香附 10g
枳壳 10g	白芍 15g	炙甘草 6g	丹皮 15g
栀子 15g	山茱萸 10g	山药 15g	茯苓 15g
生地 15g	熟地 15g	枸杞子 15g	

5剂，水煎服，日1剂。

后复诊诉与女朋友接触时遗精后疼痛减轻，但是遗精次数并无减少。予前方加减服用14剂，基本无遗精后疼痛，但是遗精如前。建议转诊我处。

[**处方**]二加龙骨汤合潜阳封髓丹合四逆散加减。

桂枝 10g	白芍 15g	煅龙骨 30g	煅牡蛎 30g
红枣 15g	柴胡 25g	枳实 15g	白薇 10g
附子 10g	黄柏 15g	砂仁 5g	炙甘草 10g
龟甲 30g	生姜 3片		

7剂，水煎服，日1剂。

后未复诊，回访云遗精有所好转，因个人原因未继续治疗。

类案2 王某，男，38岁，2018年4月23日初诊。

[**病史**]患者遗精近10年，阳痿2年。育有一子，因想要二胎，故来就诊。患者工作较忙，压力较大，且经常熬夜，眠差，多梦，脱发，腰酸无力，小便频数，无口干口苦，大便正常。舌淡齿痕苔白，脉沉弱无力。

[**处方**]二加龙骨汤加减。

桂枝 15g	白芍 15g	炙甘草 20g	干姜 10g
大枣 15g	煅龙骨 30g	煅牡蛎 30g	熟地 30g
山药 15g	山萸肉 15g	茯苓 30g	白薇 15g
泽泻 15g	菟丝子 15g	附子 10g	

7 剂，水煎服，日一剂

二诊：自觉遗精有改善，尿频好转，余同前。

[**处方**] 前方附子增至 15g，续服 7 剂。

三诊：遗精次数明显减少，阳痿改善，仍脱发、多梦，腰酸。舌淡齿痕苔白，脉沉弱无力。

[**处方**] 二诊方基础上加怀牛膝 30g，续服 7 剂。

后将此方转为膏方服用 1 个月余，其妻怀孕，第二年喜得一子。

类案 3 郭某，男，45 岁，2018 年 12 月 6 日初诊。

[**病史**] 患者与爱人两地分居，常浏览两性网站，频繁手淫，近 1 个月来频繁梦交、遗精，每周 2~3 次，疲劳，精神萎靡，多汗，心烦，口干，无口苦，腰酸，二便正常。舌淡苔少，脉弦迟。

[**处方**] 二加龙骨汤加减。

附子 10g	白薇 15g	桂枝 15g	白芍 15g
炙甘草 10g	大枣 15g	煅龙骨 30g	煅牡蛎 30g
浮小麦 30g	夜交藤 30g	怀牛膝 30g	生姜 3 片
五味子 15g	党参 15g		

6 剂，水煎服，日 1 剂。

二诊：服药期间无遗精，余症皆减轻。原方续服 14 剂。愈。

发热莫惊慌，柴胡石膏良

案 曹某，男，3 岁 3 个月，2017 年 12 月 28 日初诊。

[**病史**] 患儿发烧 1 天，体温最高 39℃，流清涕，咽痛，汗出，脐周疼痛，二便可，纳差，精神状态较差，不欲玩耍。舌淡苔白，脉细数。

[**处方**] 小柴胡汤加石膏加减。

柴胡 30g	黄芩 15g	半夏 15g	生姜 3 片
红枣 15g	党参 15g	桔梗 5g	桂枝 10g
白芍 10g	炙甘草 10g	石膏 40g	薄荷 5g

1剂，水煎服，少量频服，中病即止。

告知患儿家属药熬好后，每隔30分钟喂2勺，每隔2小时量1次体温，待患儿体温下降至正常后再服2次即可，不必尽剂。

后回访家属，诉药服至一半时患儿体温即降至正常，余药未服，体温亦未再升高。

[辨治体会] 小柴胡汤加石膏为我治疗小儿外感发热最常用的方剂。此方基本屡用屡效，1天之内退热，且体温不会反复。小儿的病理特点为"发病容易，传变迅速"且为"纯阳"之体，感邪易从热化。因此小儿感冒在太阳阶段停留时间一般较短，迅速传入少阳、阳明，因此临床见高热患儿可直接应用小柴胡加石膏治疗。此案患者由于伴有流清涕、咽痛，汗出，脐周疼痛故合用桔梗汤、桂枝汤。其中暗合芍药甘草汤可缓解脐周疼痛。由于小儿服药常存在一定难度，甚至需要灌药，因此可以加大剂量至成人量，以提高汤药浓度，减少服用汤液总量。但是一定要告知患儿家属服药用法，以免家长全部给患儿服下。

按：小柴胡汤加石膏可看做治疗小儿发热的特效方，效果媲美美林和泰诺林，不仅退热效果明显且不易反复。如果急用或煎药不方便时可直接用石膏煮水冲中成药小柴胡颗粒服用，效果亦可。记得有一次出差，路上我的一位朋友的孩子发热39.6℃，微信求方。当时我使用的就是小柴胡汤加石膏，上午约10点开的处方，嘱其药煎好后少量频服。期间孩子母亲十分着急，不停微信询问怎么还没退热，我都耐心安慰。至晚上7点，患儿母亲微信告知1剂药已服完，孩子热已退至38℃，询问夜间如果体温又升高怎么办？我回复说一般不会再发热，如果不放心可以再煮1剂中药备用，如果复发热就喂，如果体温慢慢下降就不用喂服。果真，第二天一早就收到患儿母亲微信说昨夜患儿一夜安睡，体温慢慢下降，未再发热，所备之药亦未服。

至于石膏的用量，本书中篇第三篇文章中已有详细论述，石膏本为微寒之品，"有故无殒，亦无殒也"，石膏作为退热专药，其除热关键就在于剂量，其用量在30~120g退热效果方佳。

此案关键点有：

（1）小儿发热，尤其六岁以内小儿发热，可用小柴胡汤加石膏。

（2）本方药量虽大，但服用方法为每隔30分钟喂2勺，每隔2小时量1

次体温，待患儿体温下降至正常后再服 2 次即可，不必尽剂。

（3）石膏乃发热之专药，除热关键在于其剂量，须知石膏乃微寒之品，其退热常用剂量在 30~120g。

类案

类案 1 庞某，女，11 个月，2018 年 6 月 14 日初诊。

[病史] 家属诉患儿昨日晨起开始发热，体温 38~39.2℃之间，给予 2 次美林退热，服药后体温可退至正常，昨入睡时体温 37.2℃，夜间哭闹，体温升至 38.3℃，今晨体温 38.5℃，因来就诊未服退热药。刻下症见：患儿精神状态尚可，无哭闹，晨起不欲喝奶，无腹泻，舌淡苔白，脉数。

考虑患儿较小，服用中药困难，建议其买生石膏 30g 煮水冲小柴胡颗粒 2 包，冲好后少量频服，待体温下降后再服一两次即可。如热不退第 2 日如前法。

第 3 日回访，诉第 2 日患儿热已退。

类案 2 辛某，男，3 岁 5 个月，2018 年 9 月 25 日初诊。

[病史] 患儿发热 2 天，体温最高 39.4℃，伴有腹痛，大便硬，难排，小便少，精神萎靡，不欲饮食。舌脉不配合。

[处方] 小柴胡汤加石膏加减。

柴胡 25g	黄芩 15g	半夏 15g	生姜 2 片
红枣 15g	党参 15g	白芍 20g	枳实 10g
炙甘草 10g	桔梗 10g	石膏 45g	

2 剂，水煎服，少量频服，中病即止。

告知患儿家属药熬好后，每隔 30 分钟喂 2 勺，每隔 2 小时量 1 次体温，待患儿体温下降至正常后再服 2 次即可，不必尽剂。

类案 3 周某，女，10 岁，2018 年 9 月 14 日初诊。

[病史] 患儿近 3 天来低热，37℃左右，伴咽干咽痛，纳差，大便量少，不干结，小便黄，口干，无口苦，多汗。舌尖红苔白，脉细数。

[处方] 小柴胡汤加石膏加减。

柴胡 20g	黄芩 15g	半夏 15g	石膏 35g
红枣 15g	党参 15g	桔梗 10g	诃子 10g
牛蒡子 15g	甘草 15g	杏仁 15g	连翘 20g

3 剂，水煎服，日 1 剂。

嘱其药煎好后，少量频服，每日 1 剂，如 3 剂服完病未愈再来复诊。

咽痛莫须急，柴胡桔梗愈

案 李某，女，70岁，2017年12月18日初诊。

[**病史**] 患者咽痛3天。3天前无明显诱因出现咽部辣痛，伴口干，喜食冷饮，无口苦，觉身重，后背痹痛，微恶寒，平素腿易抽筋，大便偏烂，夜尿频，舌淡苔白，脉沉细。

[**处方**] 柴胡桂枝汤合桔梗汤加石膏加减。

柴胡 25g	黄芩 15g	半夏 20g	生姜 3 片
红枣 15g	党参 15g	桔梗 10g	苍术 20g
石膏 40g	炙甘草 10g	桂枝 10g	白芍 20g

2剂，水煎服，日1剂。

二诊：服药后咽辣痛、大便偏烂等症皆痊愈，夜尿频好转，未再抽筋。但昨日晚餐喝黄芪党参炖鸡汤后今日又出现咽痛咽干症状。

[**处方**] 小柴胡汤合桔梗汤加石膏加减。

柴胡 25g	黄芩 15g	半夏 20g	红枣 15g
党参 15g	桔梗 10g	石膏 30g	炙甘草 10g
生姜 2 片			

2剂，水煎服，日1剂。

嘱清淡饮食，勿乱用药材煲汤。

[**辨治体会**] 对于咽痛患者我常使用小柴胡汤合桔梗汤加石膏加减治疗。一方面咽喉为少阳经循行之地，另一方面根据表、里、半表半里分法，胃肠为里，四肢、皮肤、关节、肌肉为表，其余皆为半表半里，那么口、鼻、咽喉、目、耳皆属于半表半里。《伤寒论》少阳病的提纲证即为："少阳之为病，口苦，咽干，目眩也"，都为孔窍之症状，因此孔窍之病多责之少阳。另外咽喉为胃肠与口腔交界的地方，亦可有阳明属性，因此可看做是少阳、阳明合病，方选小柴胡汤加石膏治疗。本案患者咽辣痛、口干、喜食冷饮，为阳明证，但是大便偏烂，里未实，因此只是阳明外证，可选用白虎汤，或者单用石膏，暂不用承气类方剂。微恶寒，身重、后背痹痛为太阳表证，可选用桂枝汤加减。身重、大便偏烂、舌淡苔白为太阴寒湿，可加苍术。患者咽痛，合用桔梗汤，

《伤寒论》第311条："少阴病二三日，咽痛者，可与甘草汤；不瘥，与桔梗汤。"腿易抽筋为津液受损，筋脉失养，方中亦包含芍药甘草汤，和里缓急。二诊时患者诸症本已缓解但是食后复发，太阳、太阴证不显，只是单纯咽干咽痛，直接使用小柴胡汤加石膏即可。并嘱患者注意清淡饮食，切忌乱用药材煲汤。

按：《伤寒论》中涉及"咽痛"的条文多在少阴病篇，所涉及的方剂有：猪肤汤、甘草汤、桔梗汤、苦酒汤、半夏散及汤。其中猪肤汤主要是润燥解热，方中白蜜可缓急止痛，现临床中较少使用。甘草汤和桔梗汤用于单纯轻症咽部不适，如慢性咽喉炎等，可代茶饮或煎服，其他疾病合病咽痛者，亦可与其他方剂合用。苦酒汤主要用于较重的咽喉肿痛，声音嘶哑不出，其煎服法较特殊，一般不与其他方剂合用。半夏散及汤即桂枝甘草汤加半夏，主要用于咽痛伴有表证者。

至于《伤寒论》中为什么咽痛放在少阴病篇描述，胡希恕先生认为咽痛是少阳病，是由少阴病传入半表半里而来的。因此在冯世伦主编的《经方传真》中将猪肤汤、甘草汤、桔梗汤都放在少阳病篇，苦酒汤放在太阴病篇，半夏散及汤放在太阳病篇。

桔梗汤加诃子即《黄帝内经》中诃子汤，诃子具有降火利咽之功，专治咽痛音哑。因此诃子汤可治疗咽痛失音，不能言语，可单独使用，亦可与其他方剂合用。因诃子还具有涩肠止泻的作用，尤适于虚寒腹泻伴咽痛者。

此案关键点有：

（1）本方适用于少阳阳明合病之咽痛证。

（2）石膏用量宜稍大，40g以上效佳。若咽痛甚者宜加连翘30g、升麻15g。

（3）重症或伴喑哑者合用诃子汤，也常用于虚寒腹泻伴咽痛者。

类案

类案1 陈某，女，45岁，2017年8月28日初诊。

[**病史**]患者咽痛咽干2天，伴打喷嚏，流清涕，痰多，色黄，口水多，口干口苦，小便黄，大便正常，舌淡苔黄腻，脉弦滑。

[**处方**]小柴胡汤加石膏加减。

柴胡 30g	黄芩 15g	红枣 15g	半夏 20g
炙甘草 10g	防风 10g	石膏 45g	茯苓 20g
桔梗 10g	射干 15g	陈皮 10g	荆芥 10g
生姜 3片			

3 剂，水煎服，日 1 剂。

二诊：症状基本缓解，舌淡苔黄腻，脉弦滑。

[处方]加竹茹 10g 续服 3 剂。愈。

类案 2 曹某，女，45 岁，2018 年 8 月 20 日初诊。

[病史]患者咽痛，伴头晕，微恶风，汗出，口干，无口苦，纳差，腹微胀，大便偏干，小便正常。舌淡苔白，脉弦。

[处方]小柴胡汤加石膏合桂枝甘草汤加减。

柴胡 30g	黄芩 15g	半夏 15g	石膏 30g
桂枝 10g	党参 15g	桔梗 10g	苍术 15g
茯苓 20g	炙甘草 15g	陈皮 15g	诃子 15g

7 剂，水煎服，日 1 剂。

类案 3 姚某，女，67 岁，2018 年 9 月 13 日初诊。

[病史]咽痛 3 天。患者既往慢性咽炎病史，饮食稍不注意则易咽痛，此次食榴莲后咽痛复发。刻下症见：咽痛，咽干，口渴欲饮，无口苦，咽部有痰，咽之不下，吐之不出，二便正常。患者为子宫内膜癌术后 2 年，未放化疗。

[处方]小柴胡汤加石膏加减。

柴胡 30g	黄芩 15g	半夏 20g	石膏 30g
苏子 15g	陈皮 30g	桔梗 10g	诃子 15g
连翘 15g	炙甘草 15g	厚朴 15g	牛蒡子 15g

3 剂，水煎服，日 1 剂。

后回访，诉服 2 剂后咽痛痊愈。

阴阳气血水，五字定不寐

案 陈某，女，60 岁，2019 年 5 月 24 日初诊。

[病史]患者脑膜瘤术后，未发病前即长期入睡困难，术后加重，易醒，醒后不易入睡，无多梦，无怕冷怕热，头晕，胸闷，颈部僵硬，易落枕，无口干口苦，大便正常，小便可，颜面及口唇色暗，全身多处瘀斑。舌暗苔白腻，脉沉细。辅助检查示：颈动脉斑块，颈椎增生突出。

［**处方**］苓桂术甘汤加龙骨、牡蛎合当归芍药散加减。

茯苓 30g	桂枝 15g	苍术 20g	炙甘草 10g
丹参 30g	当归 15g	白芍 15g	川芎 30g
泽泻 30g	龙骨 30g	牡蛎 30g	首乌藤 30g
葛根 30g			

7 剂，水煎服，日 1 剂。

二诊：诉服上药后睡眠转好，能很快入睡，头晕减轻，偶右手足麻。原方续服 7 剂。

三诊：睡眠较好，已能安睡到天亮，已无头晕，胸闷较少，多汗，甚者汗出湿衣。

［**处方**］去葛根，加浮小麦 30g，龙骨、牡蛎煅用，续服 7 剂。

［**辨治体会**］此案患者入睡困难，伴有头晕、胸闷，舌暗苔白腻，脉沉细。"脉得诸沉，当责有水"，脉沉主里亦主水，舌苔白腻也为痰饮内停征象，故患者失眠为痰饮内停、上扰神明所致。痰饮内停胸膈故而胸闷，上阻脑络，故而头晕。《金匮要略》："心下有痰饮，胸胁支满，目眩，茯苓桂枝白术甘草汤主之"，"胸胁支满"即胸闷，"目眩"即头晕，故而选用苓桂术甘汤除痰饮，再加龙骨、牡蛎安神助眠。此外患者脑膜瘤术后，颜面及口唇色暗，全身多处瘀斑，为瘀血征象，舌暗、脉沉细亦为血虚血瘀之象，故而合用当归芍药散，养血活血、利水祛湿。患者胸闷亦有血瘀之因素，故而再加丹参活血祛瘀；加葛根解肌以缓解颈部僵硬，易落枕；加首乌藤养血安神以助眠。二诊时患者睡眠好转，余症也减轻，效不更方，原方续服 7 剂。三诊时患者病情进一步好转，然而汗出较多，加浮小麦 30g 既可止汗，又可养心除烦助眠，龙骨、牡蛎煅用以取其收涩之性，可敛汗。综上所述，患者主要病理因素为痰饮和瘀血，其脑膜瘤亦为痰浊血瘀凝结而成。

按：痰饮导致的失眠是失眠中的一大类型，也是临床常见类型之一。在《经方温化发微》一书中我将中医归纳为五字真言——"阴、阳、气、血、水"。失眠也是一样，无非也是"阴、阳、气、血、水"。所涉及的病机有：真阴不足、阴火上冲、阳气下陷、阳虚外泄、气虚、气满、血虚、血瘀、血虚火动、瘀血阻络、痰饮内蓄、痰涎壅塞、痰火内扰、阴虚阳亢、阴不维阳、阴阳两亏、气血俱虚、气虚痰盛、气郁生涎、阴亏气弱、阴血亏少等。中医历来重视阴虚失眠，相对忽略阳虚失眠，然阳虚寒湿也是导致失眠的常见原因。《灵枢·大惑论》指出："夫卫气者，昼日常行于阳，夜行于阴，故阳气尽则卧，阴气尽则寤"；"卫气不得入于阴，常留于阳。留于阳则阳气满，阳气满则阳跷盛，不得入于阴则阴气虚，故目不瞑矣"。可以看出，阳不入阴，是失眠的主要机制。如脾阳不足致水液运化失常，饮停于胃，阻滞中焦气机，使上下不能交通，或痰饮上扰心神均可导致失眠；如肾阳不足，津液不能气化，寒湿聚于下而虚阳浮于上亦见失眠。

"胃不和则卧不安"，对于饮停于胃导致的失眠则可选用苓桂术甘加龙骨牡蛎汤来治疗。苓桂术甘汤中茯苓不仅可以健脾渗湿利水，还具有宁心作用。《神农本草经》言茯苓"久服安魂魄养神"、《名医别录》言"保神守中"，亦可见茯苓具有宁心安神的作用，有助于睡眠。桂枝即温阳化饮又可降气冲，阻止痰气上冲扰神。白术（苍术亦可，苍术燥湿效果更好）健脾燥湿。甘草益气和中，得桂枝有辛甘化阳之妙。再加龙骨、牡蛎潜阳安神助眠，诸药合用共收温阳化饮之功，达到"阴平阳秘，精神乃治"的功效。尤其伴有头晕、心悸者，尤为适合。若寒饮甚者，可加附子，即合真武汤之意；若伴少阳证者，加柴胡、黄芩，即合柴胡加龙骨牡蛎汤之意；若多梦易惊者，可合安神定志丸；伴有血虚血瘀者可合当归芍药散，单纯血虚者可用酸枣仁汤。

此案关键点有：

（1）失眠见苓桂术甘汤方证——头晕、心悸或胸闷，舌淡苔白腻，脉沉。

（2）若多梦易惊者，可合安神定志丸；伴有血虚血瘀者可合当归芍药散。

（3）不寐机制乃"阳不入阴"，临证发现阳不入阴常由于寒湿为患，故常以苓桂剂治之。

类案

类案1 蔡某，女，51岁，2018年3月21日初诊。

[病史]患者入睡困难5年余。经常彻夜不眠，曾行中药、针灸等治疗，效果不明显。经人介绍来诊。刻下症见：患者入睡困难，眠浅易醒，醒后不易入睡，面色无华，心悸，无口干口苦，二便正常，纳尚可。舌淡苔白，左脉寸关弦尺沉。哮喘病史。

[处方]苓桂术甘汤加龙骨、牡蛎加减。

茯苓 30g	桂枝 15g	苍术 15g	炙甘草 10g
龙骨 30g	牡蛎 30g	酸枣仁 15g	党参 20g
菖蒲 15g	远志 10g。		

6剂，水煎服，日1剂。

二诊：睡眠改善，大便黏，舌尖红，左寸浮，关尺沉，余同前。

[处方]上方加黄连10g。续服7剂。

类案 2 苏某，女，44 岁，2017 年 3 月 17 日初诊。

［**病史**］患者失眠数年，经常彻夜未眠，几度欲自杀，头晕胀，口干口苦，多汗，易怒，乳房胀痛，月经将至，自诉平时月经量少色暗有血块，经期下腹痛，纳差，小便黄，大便干结，每周 1 次，舌淡苔白腻，脉弦细。

［**处方**］苓桂术甘汤加龙骨、牡蛎加减。

茯苓 30g	桂枝 15g	白术 30g	炙甘草 10g
煅龙骨 30g	煅牡蛎 30g	枳实 20g	白芍 30g
泽泻 30g	柴胡 30g	黄芩 15g	天花粉 15g
当归 10g	川芎 10g	栀子 10g	

3 剂，水煎服，日一剂

二诊：患者诉服用第 1 剂当晚就安然入睡至天亮，现大便偏烂。

［**处方**］前方易白术为苍术 20g，枳实、白芍、泽泻皆减量，再加炮姜 5g，续服 3 剂。

类案 3 蔡某，男，41 岁，2019 年 5 月 9 日初诊。

［**病史**］患者近 2 个月来经常入睡困难，入睡常需 2~3 小时，甚至更长，伴耳鸣，睡眠不好时会有胸闷、头晕，面唇色暗，无口干口苦，无多汗，大便正常，小便可。舌淡苔白腻，脉沉微。近期工作压力偏大。

［**处方**］苓桂术甘汤加龙骨、牡蛎加减。

茯苓 30g	苍术 20g	炙甘草 10g	泽泻 30g
党参 30g	丹参 30g	桂枝 15g	龙骨 30g
牡蛎 30g	首乌藤 30g	远志 10g	酸枣仁 30g

7 剂，水煎服，日 1 剂。

二诊：6 月 4 日复诊时我停诊，故就诊于张燕。诉服上方后睡眠好转，但是停药后又难入睡，多梦，口干无口苦，小便黄。舌暗淡苔白腻，脉沉。予前方续服 7 剂。

寒湿虚阳浮，不寐用真武

案 符某，女，72 岁，2018 年 5 月 4 日初诊。

［**病史**］患者近期入睡困难，早醒，每日睡眠时间仅约 3 小时，伴有情绪

抑郁，时而烦躁，白天无精神，怕冷，腰痛，双膝关节酸软，无口干口苦，偶有心悸头晕，纳少，夜尿频，大便不成形。舌淡苔少，脉沉。

［处方］真武汤合桂甘龙牡汤加减。

附子 10g	苍术 15g	茯苓 30g	白芍 15g
龙骨 30g	牡蛎 30g	桂枝 15g	怀牛膝 30g
当归 10g	川芎 10g	甘草 10g	

11 剂，水煎服，日 1 剂。

二诊：患者 3 个月后来诊，家属诉服上药后夜间睡眠好转，白天精神改善，但老人性格固执，不愿继续服药，故而未及时复诊。现停药后睡眠质量复较差，易醒，咽痒，轻微咳嗽，颈部僵硬，无腰酸腰痛，大便正常，舌淡胖苔白腻，脉寸浮关尺沉。

［处方］前方去怀牛膝、当归、川芎，加干姜 10g、葛根 30g、红枣 15g、射干 10g。续服 10 剂，水煎服，日 1 剂。

三诊：1 个月后再次复诊，诉服上药后睡眠好转，但 3 天前睡眠复差，肛门灼热，已无咽痒咳嗽，无口干口苦，大便偏稀。舌淡苔白腻，脉沉细寸浮。

［处方］前方加减。

附子 10g	苍术 15g	茯苓 30g	白芍 15g
龙骨 30g	牡蛎 30g	柴胡 30g	葛根 30g
桂枝 15g	丹皮 30g	黄芩 30g	甘草 10g
当归 15g	川芎 15g	怀牛膝 30g	

10 剂，水煎服，日 1 剂。

［辨治体会］患者老年，肾阳衰微，寒湿聚于下而虚阳浮越于上，阳不入阴，故而入睡困难、早醒；虚阳上扰神明故而情绪抑郁、时而烦躁；阳气不足，气虚神疲故而白天无精神，阳虚不能温煦肌表，故而怕冷；阳虚不能化气，寒湿停留腰膝，故而腰痛、双膝关节酸软；阳虚不能固摄，故而夜尿频；寒饮上冲，故而偶有心悸头晕；寒湿并走肠间，故而大便不成形。此案患者虽然舌苔少，但是其舌质淡，说明其舌苔少为阳虚不能蒸腾津液上行而为舌苔，并非阴虚之舌红少苔。脉沉亦为阳虚寒湿征象。故而方选真武汤温阳化饮，合桂甘龙牡汤安神救逆。《伤寒论》第 118 条云："火逆下之，因烧针烦躁者，桂枝甘草龙骨牡蛎汤主之。""火逆"在《伤寒论》原文第 116 条中亦有解释："病从腰以下必重而痹，名火逆也"，对应此案中的"腰痛，双膝关节酸软"，"烦躁"即卧起不安，即此案中之入睡困难、早醒。加怀牛膝者，补肝肾、强筋骨；加当归、川芎者，暗合当归芍药散。二诊之时，已是三月之后，因老人顽

固，病情好转即拒绝服药。此次就诊因有咳嗽加干姜、射干温化寒饮，颈部不舒故加葛根。三诊时病情反复，据证加减治疗之。

按：《类证治裁·不寐》云："阳气自动而之静，则寐；阳气自静而之动，则寤；不寐者，病在阳而不交阴也"，说明阳气在生命活动中起着主导作用。《素问·生气通天论》曰："阳气者，精则养神，柔则养筋"，阳气发挥温养神气的作用，保证"心藏神"功能的正常。故而阳虚型失眠是临床中重要的一个证型。

"气行则血行，气滞则血瘀""血得热则行，得寒则凝"，当阳气不足，不能够推动气血运行，且容易受到阴寒之气的侵袭，寒主收引，致气血运行不畅，清窍、心神失养而出现失眠。若如瘀血出现在心胸，可见胸闷胸痛；瘀血出现在脑络可见头晕头痛、记忆力减退等。可据证选用当归芍药散、桂枝茯苓丸等加减合用。

阳气对全身的津液有推动和气化作用，当阳气不足，容易导致津液代谢失常，水停成痰饮，容易阻滞气机。饮停于胃可见痞满、嗳气；饮邪上犯可见头晕、心悸；饮走肠间可见肠鸣、腹泻；饮停四肢可见水肿、痹证。可据证选用苓桂术甘汤、半夏泻心汤、防己茯苓汤等方剂加减合用。

对于虚阳浮越型的失眠，也可选用潜阳封髓丹加减治疗。我早期多使用此方。现举使用潜阳封髓丹治疗失眠案例二则。

案 1　徐某，男，43 岁，2018 年 1 月 2 日初诊。

[**病史**]患者失眠 5 年余。5 年前因工作压力较大，经常熬夜，后出现入睡困难，眠浅易醒，醒后不易入睡，断续靠服用安眠药入睡，但惧怕安眠药会有副作用，不敢长期服用。也曾服用中药治疗，服药期间睡眠好转，但是停药后反复，故亦未坚持中药治疗。因朋友在此治疗效果较好，故来求诊。刻下症见：入睡困难，需 2~3 小时才能入睡，睡眠较浅，多梦，感觉似睡非睡，对周围发生的事情一清二楚，夜尿频，尿后难以再次入睡，无口干口苦，大便不成形，余无不适。舌淡苔白腻，脉沉细。

[**处方**]潜阳封髓丹加减。

茯苓 30g	附子 10g	煅龙骨 30g	煅牡蛎 30g
黄柏 10g	砂仁 10g	龟甲 15g	熟地黄 30g
生地黄 30g	山萸肉 15g	山药 15g	丹皮 10g
泽泻 20g	桂枝 10g	苍术 10g	

3 剂，水煎服，日 1 剂。

二诊：睡眠质量及尿频改善，仍入睡困难，余同前。舌淡胖边齿痕苔白腻，脉沉细。考虑患者尿频为上虚不能治下，因此合用甘草干姜汤理中焦以治下焦。

[**处方**]去生地黄、苍术，加炙甘草15g、干姜5g，续服5剂。

三诊：入睡困难明显改善，睡眠深度增加。效不更方，二诊方续服7剂。

案2　李某，女，28岁，2018年3月1日初诊。

[**病史**]患者因咽痛自行服用头孢后失眠，症见入睡困难，伴夜间痰多、口水多，心烦，口干不欲饮，口苦，双眼干涩，分泌物较多，畏光，胸闷，纳差，稍进食则觉饱胀感，怕冷，手足冰冷，大便多干结，小便可，头痛，月经量少，规律，无痛经及血块。舌尖红苔白腻，脉沉细。双乳腺增生病史，无乳房胀痛。

[**处方**]潜阳封髓丹加减。

附子 15g	黄芩 15g	龟甲 10g	砂仁 10g
黄柏 15g	党参 20g	苍术 15g	茯苓 15g
陈皮 20g	枳实 15g	栀子 10g	干姜 10g

4剂，水煎服，日1剂。

二诊：症状基本改善，能较快入睡，仅余双目干涩、纳差。舌脉同前。

[**处方**]上方调整。

附子 15g	黄柏 15g	砂仁 10g	龟甲 10g
当归 10g	白芍 10g	川芎 15g	苍术 15g
茯苓 30g	泽泻 15g	枸杞子 15g	菊花 15g
桔梗 10g	甘草 10g	陈皮 30g	

5剂，水煎服，日1剂。

三诊：双目干涩缓解，入睡可，然睡眠较浅，多梦，仍纳差，大便已正常，舌淡苔白腻，脉沉细弱。

[**处方**]前方合定志丸加减。

附子 15g	黄柏 10g	砂仁 10g	龟甲 20g
当归 20g	白芍 10g	川芎 15g	苍术 15g
茯苓 30g	泽泻 15g	菖蒲 20g	鸡内金 15g
远志 10g	甘草 10g	党参 20g	

7剂，水煎服，日1剂。

潜阳封髓丹由潜阳丹、封髓丹二方合成。其中潜阳丹为郑钦安自制的扶阳方，用治阳气不足、虚阳上浮诸症。封髓丹原出于元代《御药院方》，功能"降心火，益肾水"。郑钦安《医法圆通》云："不卧一证，因内伤而致者，由素秉阳衰，有因肾阳衰而不能启真水上升以交于心，心气即不得下降故不卧。"故而郑氏在临床上治疗虚阳上浮之证时多将二方合用，治疗失眠时常加龙骨、牡蛎，既能安神助眠又可协助潜阳，疗效显著。然其功效其实可以用真武汤加减替代。真武汤若加龙骨、牡蛎方中附子温阳，功同潜阳封髓丹中附子；茯苓、苍术健脾祛湿，功同潜阳封髓丹中黄柏、砂仁；白芍滋阴，功同潜阳封髓丹中龟甲；龙骨、牡蛎潜阳，功同潜阳封髓丹中龟甲；《神农本草经》谓生姜"通神明"，有安神助眠之用。

临床使用时上一节中的苓桂术甘汤加龙骨牡蛎和本节的真武汤合桂甘龙牡汤主要区别有两点：一是两者痰饮停留部位不一样，前者饮停于中上焦，后者寒湿停于下焦；二是后者阳虚更明显。

此案关键点有：

（1）失眠伴见真武汤证、桂甘龙牡汤方证者用此法。

（2）证属少阴病或少阴太阴合病，病机为阳虚寒湿、痰饮上冲。

（3）阳虚证失眠患者在使用温阳法治疗时，服药时间是关键，宜白天服药，晚饭后不服药。如此则可顺应自然规律，使其白天亢奋夜晚抑制易入眠。

类案

类案 1　王某，女，49 岁，2018 年 8 月 9 日初诊。

［病史］患者长期失眠，夜间入睡困难，易醒，醒后难入睡，白天困倦，容易恐惧，声响稍大则易受到惊吓，心慌心悸，口干无口苦，心烦，双下肢酸软无力，多汗，以颈部为主，二便正常，月经量少，不规律。舌淡苔白腻，脉沉细。

［处方］真武汤合桂甘龙牡汤加减。

附子 15g	白芍 15g	苍术 15g	茯苓 30g
桂枝 30g	炙甘草 10g	煅龙骨 30g	煅牡蛎 30g
首乌藤 30g			

7 剂，水煎服，日 1 剂。

二诊：自觉睡眠稍好，白天困倦感减轻，多梦，仍觉焦虑、烦躁、惊恐、口干，舌淡苔白腻，脉沉细，左寸浮。

［处方］前方加枳实 15g、柴胡 15g、酸枣仁 15g、川芎 10g、石膏 30g。续服 7 剂。

三诊：睡眠质量提高，精神症状减轻，口干口苦，胃脘部稍胀。

［处方］去夜交藤、酸枣仁、川芎，加黄芩 15g、半夏 25g、陈皮 15g。续

服7剂。

四诊：服上药后睡眠好转，故而停药。3天前开始出现肠鸣、腹泻、腹胀，纳差，腰痛，入睡困难，口干无口苦，欲饮。

[处方]予半夏泻心汤合桂甘龙牡汤加减。

类案2 张某，女，52岁，2019年1月3日初诊。

[病史]入睡困难1周。患者近1周来无明显诱因出现入睡困难，极度疲劳，气短，全身骨关节疼痛，无口干口苦，口唇色暗，舌淡苔白腻，脉沉细。已停经2年。

[处方]真武汤合桂甘龙牡汤加减。

附子 15g	白术 15g	茯苓 30g	白芍 15g
桂枝 15g	龙骨 30g	牡蛎 30g	首乌藤 30g
党参 30g	川芎 15g	炙甘草 10g	生姜 3 片

4剂，水煎服，日1剂。

二诊：睡眠一晚入睡容易一晚入睡困难，疲劳减轻，口干，尤其夜间明显，无口苦，大便正常，舌淡苔白腻，脉沉细。

[处方]上方加百合20g、生地30g。续服4剂。

后改膏方治疗1个月余，睡眠及其他症状好转。

类案3 梁某，女，58岁，2017年8月13日初诊。

[病史]患者入睡困难1个月余。患者1个月前因熬夜照顾患者后出现入睡困难，伴潮热盗汗，心烦，口干无口苦，偶心慌心悸，腰膝酸软，颈部僵硬，大便不成形，夜尿频数，舌淡胖边齿痕苔白腻，脉沉细。已绝经3年。

[处方]真武汤合桂甘龙牡汤加减。

附子 10g	煅龙骨 30g	煅牡蛎 30g	浮小麦 30g
炮姜 5g	怀牛膝 30g	葛根 30g	苍术 20g
茯苓 30g	川断 10g	红枣 10g	酸枣仁 15g
炙甘草 10g			

3剂，水煎服，日1剂。

二诊：仍入睡困难，口干，潮热盗汗稍缓解，胸闷，余同前。

[处方]前方去川断、干姜，加生地黄20g、肉豆蔻5g、夜交藤30g、丹参30g、白芍15g。续服3剂。

三诊：入睡困难稍好，口干甚，大便稀烂，多汗，手足冷，舌暗淡边齿痕苔白，脉沉细。

[**处方**] 前方调整。

附子 10g	煅龙骨 30g	煅牡蛎 30g	夜交藤 30g
桂枝 10g	白芍 15g	厚朴 10g	苍术 20g
茯苓 30g	陈皮 10g	干姜 10g	党参 20g

3 剂，水煎服，日 1 剂。

后又以此方加减服用 10 余剂，诸症方改善。

上热下又寒，柴桂姜助眠

案 邹某，女，45 岁，2018 年 9 月 18 日初诊。

[**病史**] 患者长期失眠，伴有焦虑症，西医院就诊给予氟哌噻吨美利曲辛片服用，刚开始服用效果明显，但是近期症状反复，彻夜难眠，经人介绍来诊。刻下症见：消瘦，面容憔悴，入睡困难，躺床上辗转反侧，心烦不安，常彻夜不眠，焦虑，尿频，多汗，口干口苦，纳差，大便烂，舌淡苔白，脉寸关弦尺沉。

[**处方**] 柴胡桂枝干姜汤加减。

柴胡 30g	桂枝 15g	炮姜 10g	天花粉 15g
黄芩 20g	煅牡蛎 30g	炙甘草 10g	煅龙骨 30g
苍术 20g	茯苓 30g	党参 20g	半夏 20g
陈皮 15g	菖蒲 20g	远志 10g	

7 剂，水煎服，日 1 剂。

后一直未见复诊，及至 2019 年 1 月 10 日复来就诊。

患者诉服上药后入睡困难改善 80%，焦虑也明显改善，故未复诊。然近期病情反复，又难以入睡，故来就诊。伴随症状大致同前，但程度较前轻。舌淡苔白，脉沉细。予原方续服 7 剂。后又未复诊。

[**辨治体会**] 患者心烦、口干口苦、纳差、尿频、多汗、大便烂，舌淡苔白，脉寸关弦尺沉为柴胡桂枝干姜汤证。柴胡桂枝干姜汤在前面有提到过，为治疗少阳、太阳、太阴、阳明多经合病之上热下寒证。上有少阳之火故而入睡困难、心烦、口干口苦、多汗，内有太阴寒湿故而纳差、大便烂，上虚不能制下，故而尿频。脉寸关弦尺沉亦为上热下寒之征。牡蛎煅用以止汗，再加煅龙

骨安神敛汗；患者焦虑，辗转反侧，再加党参、茯苓、菖蒲、远志即合用安神定志丸；加半夏、陈皮、苍术理气健脾，化痰燥湿。患者服药后一直未就诊，本以为是因为此方无效，直到第2年患者来诊时才知道原来是服此方后病情好转大半故未就诊，可见经方治病之神奇。

按：失眠一病常错综复杂，呈现寒热错杂之证，最常见的就是上热下寒。选方除了上案中的柴胡桂枝干姜汤外还有乌梅丸。先列举两则乌梅丸治疗失眠验案。

案1 陈某，男，57岁，2018年5月3日初诊。

[**病史**]患者为公务员，近期工作压力较大，自觉头脑发热，难入睡，常在夜间2~3点左右醒来，醒来后不易入睡，胃胀顶气，口干，咽干，无口苦，大便稀烂不成形，舌淡苔腻微黄，右脉沉弱。考虑为寒热错杂之乌梅丸证。

[**处方**]

细辛5g	肉桂10g	乌梅15g	黄连15g
黄芩20g	当归10g	党参10g	炮姜10g
附子10g	白术20g	茯苓30g	石膏45g
陈皮30g	枳壳15g	牡蛎30g	

5剂，水煎服，日1剂。

二诊：已无头脑发热，入睡时间减短，夜间醒来次数减少，胃顶气消失，大便已成型，仍觉鼻咽干，肩周痛，颈项僵硬，偶口干口苦。

[**处方**]上方去枳壳、牡蛎，石膏减为35g，加麦冬30g、葛根30g。续服5剂。

三诊：睡眠进一步好转，夜间很少醒来，双肩周痛减轻，觉右下肢麻木，大便正常，舌淡苔白腻，脉沉细。前方加减续服5剂。

案2 唐某，男，56岁，2018年4月19日初诊。

[**病史**]初诊时患者主诉多汗5年，伴手足冷，易醒，舌淡苔白腻，脉右关弦，左关弱。

[**处方**]予当归四逆汤加黄芪、附子、煅龙骨、煅牡蛎治疗。

二诊：患者诉近日失眠加重，每夜3点醒来，要到5点才能重新入睡，四肢末端怕冷，出汗多，无咽干痛，无口干口苦，大便偏烂，舌淡苔白腻，右脉弦，左脉沉细。

[**处方**]乌梅丸加减。

| 细辛5g | 桂枝10g | 乌梅10g | 黄连5g |
| 黄柏10g | 当归15g | 党参15g | 干姜5g |

附子 5g	煅龙骨 30g	煅牡蛎 30g	黄芪 30g
花椒 5g			

5 剂，水煎服，日 1 剂。

三诊：入睡困难，仍 3 点左右醒来，但是可在半小时内重新入睡，头面汗多，怕风，四肢末端怕冷减轻，咽干，无口苦，大便偏烂，舌淡苔白腻，脉左尺弦余沉细。

[**处方**] 前方党参增至 30g、干姜 10g、附子 10g，去花椒，加红枣 10g、炙甘草 10g。续服 7 剂。

后继续上方加减治疗约 1 个月余，睡眠正常，诸症减轻。

由以上案例可以看出，乌梅丸对于夜间 2~3 点左右醒来不易入睡者效果较好。在临床使用时，我将乌梅丸病机归纳为：上热、中虚、下寒。上热故而失眠、心烦、口干或口苦；中虚脾阳不运，水湿不化，故而胃脘不适，舌淡苔白腻；下焦虚寒，肾阳不足，故而四肢厥冷、腹痛腹泻等。因此虽然同为治疗寒热错杂证的方剂，乌梅丸的寒热证候较柴胡桂枝干姜汤更为明显。前者使用清热泻火之黄连、黄柏清热，后者仅用柴胡、黄芩、天花粉；前者使用的温热药有附子、桂枝、干姜、细辛、川椒，后者仅有干姜、桂枝；前者所治证候常包含上、中、下三焦症状，如四肢厥冷、心烦躁热，失眠，胃脘灼热、嗳气、腹痛腹泻，后者所治证候常以上焦为主，如口干口苦、多汗、胸胁苦满等。因此乌梅丸适用于寒热错杂之重症，柴胡桂枝干姜汤用于寒热错杂之轻症。

此案关键点有：

（1）本案属少阳太阴合病，证见上热下寒，故宜使用柴胡桂枝干姜汤加减治疗。

（2）睡眠机制乃"阳入于阴则寐"，故治疗应重视潜阳药物的使用，宜龙骨、牡蛎合用。

类案

类案 1 林某，男，67 岁，2018 年 3 月 13 日初诊。

[**病史**] 患者入睡困难，伴有头晕胀，目昏，咽干，口干夜甚，无口苦，腰痛，尿急尿频，大便烂，口唇色暗，舌淡暗苔白腻，右脉寸关弦尺沉细。高血压病史，服用降压药，控制可。

[**处方**] 柴胡桂枝干姜汤加减。

柴胡 30g	黄芩 15g	桂枝 10g	干姜 10g
天花粉 30g	牡蛎 30g	泽泻 30g	半夏 20g

陈皮 15g	枳壳 15g	竹茹 15g	菖蒲 20g
茯苓 30g	远志 10g	党参 20g	丹参 30g
龙骨 30g	炙甘草 10g		

7剂，水煎服，日1剂。

二诊：睡眠改善，头晕胀、目昏改善，口干改善，仍腰痛，大便烂，尿频尿急，觉小腹胀痛，舌淡苔白腻，脉弦。

［处方］前方加减。

柴胡 30g	黄芩 15g	肉桂 5g	干姜 10g
葛根 30g	牡蛎 30g	苍术 20g	附子 15g
黄连 5g	白芍 10g	茯苓 30g	远志 10g
党参 20g	怀牛膝 30g	龙骨 30g	炙甘草 10g

7剂，水煎服，日1剂。

三诊：睡眠改善，仍腹胀，排尿困难，舌暗淡苔白腻，脉沉弦。

［处方］前方去党参、怀牛膝，加木香 15g、车前子 30g，续服 8 剂。

四诊：患者以上诸症缓解，但心悸胸闷，予苓桂术甘汤加减治疗。

类案 2　陈某，男，58 岁，2018 年 9 月 20 日初诊。

［病史］患者平素易焦虑，西医诊断为焦虑症。1 周前出现入睡困难，早醒，多梦，颜面及口唇暗，无口干口苦，头晕无心悸，大便偏烂，舌淡苔白腻，脉弦细。高血压病史，控制不佳，一般在 160/90mmHg。

［处方］柴胡桂枝干姜汤加减。

柴胡 30g	桂枝 15g	干姜 10g	天花粉 15g
黄芩 30g	牡蛎 30g	炙甘草 10g	苍术 15g
茯苓 30g	龙骨 30g	白芍 15g	首乌藤 30g
百合 30g	川芎 20g	泽泻 30g	

7剂，水煎服，日1剂。

二诊：仍焦虑，烦躁，入睡困难，余同前。

［处方］上方桂枝、天花粉增至 20g，牡蛎、龙骨增至 45g，茯苓增至 50g。续服 10 剂。

三诊：睡眠改善，晨起口干，焦虑，无口苦，大便正常。

［处方］二诊方去白芍，加生地 60g。续服 10 剂。

类案 3　何某，女，34 岁，2018 年 10 月 9 日初诊。

［病史］患者入睡困难半年，加重半月。患者因二胎后每日白天带两个小

孩疲惫不堪，夜间还要时常起床照顾小孩，睡眠逐渐变差。半年前开始出现入睡困难，眠浅易醒，醒后不易入睡，口干，口苦，多汗，汗出以头部为主，脾气急躁，月经量少色黑，白带偏多，大便正常。舌淡苔白腻，脉寸浮关尺沉。

［处方］柴胡桂枝干姜汤加减。

柴胡 30g	桂枝 15g	干姜 10g	天花粉 15g
黄芩 15g	牡蛎 30g	炙甘草 10g	龙骨 30g
当归 10g	白芍 15g	川芎 15g	苍术 15g
茯苓 30g	百合 30g	熟地 60g	首乌藤 30g

7 剂，水煎服，日 1 剂。

二诊：难入睡明显改善，其余症状皆有不同程度减轻。诉如睡眠不好第 2 日会觉得胸闷憋气。

［处方］上方加泽泻 30g、丹参 30g，熟地减为 50g。续服 7 剂。

三诊：已能较快入睡。效不更方，二诊方不变，原方续服 14 剂。

四诊：睡眠已正常，其余诸症改善，觉脸上色斑增多，要求继续调理色斑。

口干非阴虚，寒热柴桂剂

案 钟某，女，34 岁，2018 年 8 月 24 日初诊。

［病史］患者近 3 个月来口干，咽干，唇干，但是却觉口水多，咽部异物感，吐之不出，咽之不下，心慌心悸，颈项僵痛，胃脘部胀满，大便偏烂，白天晚上皆尿频，眠可，舌淡苔白腻，脉沉细。

［处方］柴胡桂枝干姜汤加减。

柴胡 30g	桂枝 15g	干姜 10g	葛根 30g
黄芩 15g	牡蛎 30g	炙甘草 10g	苍术 15g
茯苓 30g	半夏 20g	党参 20g	木香 15g
砂仁 10g	厚朴 15g	苏梗 15g	

10 剂，水煎服，日 1 剂。

因患者为外地人，故一次性取药 10 剂。后未复诊，第 2 年因胃灼热来诊，诉服上药后口干痊愈，故而未复诊。

[**辨治体会**]此案患者主诉为口干，且尿频（小便不利），大便烂、舌淡苔白腻，脉沉细，为柴胡桂枝干姜汤方证。因患者大便偏烂，天花粉具有缓下作用，故而易天花粉为葛根。《神农本草经》云葛根"主治消渴""诸痹""治下痢十岁以上"，既有生津止渴的作用又可以止泻治下利，还可以解肌治疗颈项僵痛，一药三用，与此案正合。另患者咽部异物感，吐之不出，咽之不下，为梅核气之证，合用半夏厚朴汤疗之。加苍术15g即暗合苓桂术甘汤以治心慌心悸，亦可以燥湿、利小便以实大便。患者胃脘部胀满，加党参、木香、砂仁，健脾行气导滞。方证对应，故而药专效宏。

按： 口干虽然不是什么大的疾病，但是有些顽固性口干却时时困扰着患者生活，影响生活质量。口干的治疗并不是只有柴胡桂枝干姜汤这一个方剂，临床需细辨病因病机，辨证治疗。临床常见的口干类型如下：①单纯口干舌燥，阳明热证明显者，为石膏药证，宜石膏治疗。②口干伴全身组织干枯或缺水、乏力者，多为天花粉药证，宜天花粉治疗。③口干不欲饮水者，为寒湿内停，宜苓桂剂温化之。

柴胡桂枝干姜汤在临床应用广泛，除前面几节已述之治疗多汗、失眠、口干等症之外，对于无名发热、胸肋疼痛、疲劳等症亦有良好疗效。广泛应用于慢性肝炎、红斑狼疮、干燥综合征、慢性疲劳综合征、糖尿病等慢性疾病，只要符合柴胡桂枝干姜汤方证者皆可使用。

此案关键点有：

（1）口干，尿频，大便烂、舌淡苔白腻，脉沉细，为柴胡桂枝干姜汤方证。

（2）大便烂者可将方中天花粉换葛根。

（3）口干之辨：单纯口干舌燥，热证明显者宜石膏；口干伴全身组织干枯或缺水、乏力宜天花粉；口干不欲饮宜苓桂剂。

类案

类案1 黄某，女，67岁，2018年4月13日初诊。

[**病史**]患者近几个月无明显诱因出现口干，近期加重，甚至口干以致无法入睡，自觉口水又咸又辣，偶口苦，汗出正常，无怕冷怕风，无头晕头痛，二便正常，舌暗淡苔白腻，脉沉细缓，右尺弦。

[**处方**]五苓散加减。

茯苓 30g	苍术 15g	泽泻 30g	桂枝 10g
猪苓 30g	厚朴 15g	陈皮 15g	石膏 30g

炙甘草 10g

3 剂，水煎服，日 1 剂。

二诊：仍口干甚、口中麻辣，诸症缓解不明显，口苦，舌淡苔白厚腻，右脉弦。

[**处方**] 柴胡桂枝干姜汤加减。

柴胡 20g	黄芩 20g	桂枝 10g	牡蛎 30g
天花粉 30g	炙甘草 10g	干姜 10g	茯苓 15g
泽泻 30g	当归 15g	白芍 15g	川芎 15g
白术 15g			

3 剂，水煎服，日 1 剂。

三诊：口干、口咸辣改善，睡眠改善，大便正常，唇色暗，舌淡苔白厚腻，右脉弦细。

[**处方**] 前方茯苓增至 20g，续服 8 剂。

四诊：现无口咸，口干、辣改善，舌淡苔厚腻，脉沉细。继续上方加减调理月余乃愈。

类案 2 李某，男，30 岁，2018 年 5 月 15 日初诊。

[**病史**] 患者近日工作压力较大，连续熬夜 1 周后出现严重口干，疲劳，乏力，咽部自觉有痰，能咯出，无咽痒，无咽痛，睡眠质量较差，入睡可，汗出较多，纳可，偶胃部闷痛，二便正常。舌淡苔白，左脉寸滑关尺沉弦，右脉弦寸浮。

[**处方**] 柴胡桂枝干姜汤加减。

柴胡 20g	桂枝 15g	干姜 10g	天花粉 30g
黄芩 20g	牡蛎 30g	炙甘草 10g	桔梗 10g
射干 10g	半夏 20g	党参 20g	红枣 15g。

6 剂，水煎服，日 1 剂。

二诊：除咽部有痰外，其余症状皆改善。

[**处方**] 前方减量为桂枝 10g，天花粉 20g，去桔梗、射干、半夏，加苍术 15g、茯苓 30g、陈皮 15g、苏子 20g。续服 8 剂。

三诊：口干已缓解，咽部痰减少，晨起时口苦，大便黏，舌淡苔白腻，右脉弦数。诉乙肝小三阳病史，肝功正常。

[**处方**] 小柴胡合半夏厚朴汤。调理月余，身体无不适。

类案 3 田某，男，58 岁，2018 年 3 月 14 日初诊。

[**病史**] 患者口干，晨起尤甚，眠浅易醒，尿频，每次尿量较少，自觉下肢发冷，上半身发热，大便正常，面色晦暗无光泽，口唇色暗，反复口腔溃疡，经常胃痛。舌淡苔白，右脉弦，左脉沉细无力。

[**处方**] 柴胡桂枝干姜汤加减。

柴胡 25g	黄芩 15g	桂枝 10g	干姜 10g
天花粉 30g	牡蛎 30g	龙骨 30g	石膏 30g
生地 20g	苍术 15g	茯苓 20g	甘草 20g

5剂，水煎服，日1剂。

二诊：口干稍减，尿频改善，口腔溃疡已愈，上半身热，出汗多，手足冷，咳少许黄痰，大便稀烂。舌淡苔白，脉弦细。

[**处方**] 前方易天花粉为葛根30g，去石膏、生地，加附子15g。续服7剂。

三诊：口干好转，尿频愈，多梦，早醒，脚冷，大便黏，多汗，上半身热，脉沉细。

[**处方**] 前方加黄连10g。续服7剂。

四诊：口干基本消失，眠可，脚冷，唇暗，余无不适。舌淡苔白，脉沉细。

[**处方**] 予当归四逆汤治疗脚冷。

过敏身瘙痒，麻连赤小豆

案 戚某，女，45岁，2019年4月10日初诊。

[**病史**] 突发全身瘙痒5天，抓之起红色条状肿起，微恶寒，既往无过敏病史，自行药店购买西替利嗪服用后好转，停药则瘙痒反复。现每日仍起风团，口干，无口苦，平素少汗，二便正常。舌质稍红苔白腻，脉细滑。

[**处方**] 麻黄连轺赤小豆汤加减。

麻黄 10g	连翘 20g	赤小豆 30g	杏仁 10g
炙甘草 10g	桑白皮 15g	地肤子 30g	升麻 15g
薏苡仁 30g	红枣 15g	丹皮 30g	蒺藜 15g
白鲜皮 20g	防风 15g	荆芥 15g	

3剂，水煎服，日1剂。

二诊：服药后全身瘙痒明显改善。原方续服 7 剂。愈。

[**辨治体会**]"诸痛痒疮，皆属于心"，心主火，故而皮肤瘙痒当责之内里有火，且患者口干，亦为阳明内热之证。患者微恶寒，"有一分恶寒便有一分表证"，因此该患者为太阳、阳明合病，表邪未解，郁热不能外达，蕴于皮肤而发病。方选麻黄连轺赤小豆汤加减。方中麻黄、生姜发汗解表，桑白皮、连翘、赤小豆清热、利湿，生姜、大枣、甘草健胃增液，顾护胃气；炙甘草缓急、调和诸药。再加地肤子、白鲜皮、蒺藜、荆芥、防风、薏苡仁以增强清热利湿、祛风止痒之效。《神农本草经》云升麻："主解百毒、辟温疾、障邪。"丹皮清热凉血、活血化瘀，取"血行风自灭"之意，且现代药理研究也证明丹皮具有抗过敏的作用。首诊处方 3 剂，患者瘙痒即明显改善，续服 7 剂以竟全功。

按：此方治太阳、阳明合病，为两解表里之剂。多用于急性荨麻疹、慢性荨麻疹之急性发作。除此之外，本方在皮肤科使用非常广泛，经常用于湿疹的治疗以及药疹、病毒疹、大疱性皮肤病、各类皮炎等都可依据病情变化加减治疗。辨证以恶寒、无汗或少汗，或发热，口渴，舌苔白黄腻，小便可黄少，皮疹以浮肿、水疱、糜烂、渗出改变为主，因瘙痒剧烈伴见心烦等表实里湿热见症者为宜。痒甚者需配合专病专药，亦可配合外用洗剂治疗。

皮肤瘙痒的专病专药有：荆芥、防风、地肤子、白鲜皮、蒺藜、丹皮。对于轻度的瘙痒，用荆芥、防风合用祛风止痒即可；如果瘙痒严重可再加地肤子、白鲜皮，此二药可根据瘙痒程度用至 15~30g；对于顽固性皮肤瘙痒或伴有血行不畅者，可合用蒺藜、丹皮，此二药活血祛风，血行风自灭。这三对药也是常用的止痒组合。

此案关键点有：

（1）本方证属太阳、阳明合病证。

（2）麻黄连轺赤小豆汤方证为既有太阳表未解、热不得外越之恶寒发热、无汗，又见阳明里湿热蕴蒸之身、目发黄、小便不利、心烦懊侬等。

（3）常用止痒组合：荆芥合防风、地肤子合白鲜皮、蒺藜合丹皮。

类案

类案 1 李某，男，24 岁，2018 年 4 月 20 日初诊。

[**病史**]近 2 周来无明显诱因，出现全身起风团，瘙痒甚。就诊西医给予西替利嗪口服治疗，控制不佳，仍发作。刻下症见：身起鲜红色风团，瘙痒时作，怕冷，疲倦，口干口苦，纳差，鼻塞，有清涕。舌淡红苔白，脉沉细弦。

［**处方**］麻黄连轺赤小豆汤加减。

麻黄 10g	连翘 15g	赤小豆 30g	红枣 20g
干姜 5g	柴胡 20g	黄芩 20g	桂枝 10g
半夏 15g	党参 15g	白术 15g	茯苓 30g
白芍 15g	炙甘草 10g	苍耳子 10g	

5 剂，水煎服，日 1 剂。

二诊：荨麻疹基本恢复，偶痒，仍鼻塞，无口干口苦，舌淡红苔白腻，脉沉细。

［**处方**］前方去柴胡、黄芩、干姜、党参、半夏，加荆芥 15g、防风 15g、白芷 10g、杏仁 10g、薏苡仁 30g，续服 7 剂。

三诊：荨麻疹已痊愈。吹空调后鼻塞，继续以麻黄附子细辛汤合苍耳子散治疗鼻炎。

类案 2 陈某，女，42 岁，2018 年 1 月 23 日初诊。

［**病史**］风团瘙痒反复发作半年余，饮食稍微不注意则发作，曾行过敏原检测，对多种过敏原过敏，曾中西药治疗效果不明显，经人介绍来诊。刻下症见：风团时作，瘙痒，怕冷怕风，大便偏溏，小便黄，余无不适。舌尖稍红苔白，脉细。

［**处方**］麻黄连轺赤小豆汤加减。

麻黄 10g	连翘 20g	赤小豆 30g	桑白皮 15g
杏仁 10g	炙甘草 10g	红枣 15g	薏苡仁 30g
地肤子 20g	苦参 10g	茯苓 30g	桂枝 10g
白芍 10g	荆芥 10g		

7 剂，水煎服，日 1 剂。

二诊：服药后风团消失，但患者既往有痛风病史，上次就诊时疼痛较轻故未诉，现疼痛加重，予桂枝芍药知母汤加减治疗。

类案 3 杨某，女，37 岁，2018 年 4 月 13 日初诊。

［**病史**］患者左小腿外侧湿疹反复发作 1 年余，近 1 周加重，瘙痒，自行涂抹复方醋酸地塞米松乳膏稍好转，口干无口苦，咽痒，无咽痛，偶咳，大便偏烂，舌淡苔白腻，脉弦细。

［**处方**］麻黄连轺赤小豆汤加减。

| 麻黄 10g | 连翘 15g | 赤小豆 50g | 桑白皮 15g |
| 杏仁 15g | 炙甘草 10g | 红枣 15g | 生姜 5 片 |

荆芥 15g　　　　防风 30g　　　　薏苡仁 50g　　　苍术 15g

白前 15g　　　　蛇床子 15g　　　苦参 10g

3 剂，水煎服，日 1 剂。

二诊：湿疹明显消退，仍瘙痒，无咽痒咳嗽，舌淡苔白厚腻，边齿痕，脉沉细。

［**处方**］前方调整剂量。

麻黄 10g　　　　连翘 20g　　　　赤小豆 50g　　　桑白皮 20g

杏仁 15g　　　　炙甘草 10g　　　红枣 15g　　　　生姜 3 片

茯苓 30g　　　　薏苡仁 30g　　　苍术 20g　　　　厚朴 15g

陈皮 15g　　　　地肤子 20g　　　黄芩 10g

5 剂，水煎服，日 1 剂。

胃胀莫行气，半夏泻心愈

案　陈某，男，47 岁，2018 年 1 月 23 日初诊。

［**病史**］患者反复胃脘胀闷 3 年余。其为大学教授，长期饮食不规律，经常为了工作废寝忘食，且离异，经常情绪郁闷。3 年前开始出现胃脘部闷胀不舒，反复发作，曾服用多潘立酮片、奥美拉唑等药治疗，症状时好时坏，为求中医治疗故来诊。刻下症见：胃胀，闷痛，纳差，无反酸烧心，口中淡，无口干口苦，无恶心呕吐，肠鸣，大便溏，眠可，小便正常，口唇色暗，舌淡苔腻微黄，脉沉。胃镜示：十二指肠球部溃疡。

［**处方**］半夏泻心汤加减。

半夏 15g　　　　黄连 5g　　　　　黄芩 15g　　　　干姜 5g

党参 15g　　　　柴胡 20g　　　　白芍 15g　　　　枳壳 15g

白术 15g　　　　茯苓 15g　　　　木香 15g　　　　川芎 15g

佛手 10g　　　　红枣 15g　　　　炙甘草 10g

7 剂，水煎服，日 1 剂。

二诊：胃胀稍缓解，觉闷痛明显，余同前。

［**处方**］前方白芍增至 20g，续服 5 剂。

三诊：胃胀、闷痛明显好转，其余诸症皆有不同程度缓解。上方续服 12

剂。愈。

[**辨治体会**]《伤寒论》第149条："但满而不痛者，此为痞，柴胡不中与之，宜半夏泻心汤。"《金匮要略·呕吐哕下利病脉证治》："呕而肠鸣，心下痞者，半夏泻心汤主之。"因此患者胃胀、闷痛、大便溏、肠鸣、舌淡苔腻微黄为半夏泻心汤方证。患者大便溏、舌淡苔腻微黄为寒热错杂之征，半夏泻心汤中寒热并用，半夏和干姜温胃祛饮，黄芩、黄连清热燥湿，党参、甘草、大枣补胃之虚，诸药合用寒热平调，消痞散结；患者久病，脾胃虚弱加茯苓、白术即暗合四君子汤；患者离异，经常情绪郁闷，气机不畅，合用四逆散调和肝脾；再加木香、佛手、川芎行气活血止痛。二诊时患者胃胀稍缓解，觉闷痛明显，思考患者方证病机确实为寒热错杂之半夏泻心汤证，因此暂不更方，只是将白芍增加剂量，以增强其缓急止痛之力，续服5剂。5剂后患者胃胀、闷痛明显好转，其余诸症皆有不同程度缓解，证明初诊对方证病机的判断是正确的，初诊效不显可能是患者病程较长，而服药时间太短的关系。效不更方，前方续服12剂愈。

按： 半夏泻心汤由小柴胡汤去柴胡加黄连、干姜而来。与之类似的有生姜泻心汤、甘草泻心汤。半夏泻心汤减干姜用量再加生姜即为生姜泻心汤，半夏泻心汤加重炙甘草用量即为甘草泻心汤。三者药物组成基本相同，其主症皆为"呕、利、痞"，其对应条文分别如下。

半夏泻心汤："但满而不痛者，此为痞，柴胡不中与之，宜半夏泻心汤""呕而肠鸣，心下痞者，半夏泻心汤主之。"

生姜泻心汤："伤寒汗出，解之后，胃中不和，心下痞硬，干噫食臭，胁下有水气，腹中雷鸣，下利者，生姜泻心汤主之。"

甘草泻心汤："伤寒中风，医反下之，其人下利日数十行，谷不化，腹中雷鸣，心下痞硬而满，干呕，心烦不得安。医见心下痞，谓病不尽，复下之，其痞益甚，此非结热，但以胃中虚，客气上逆，故使硬也。甘草泻心汤主之。"

由以上条文可以看出，半夏泻心汤以痞为主，即满而不痛，呕、利兼见；生姜泻心汤以嗳气为主，即干噫食臭，痞、利兼见；甘草泻心汤以利为主，即下利日数十行，痞、呕兼见。

柯琴《伤寒来苏集》中认为三方分治三阳，在太阳用生姜泻心汤，在阳明用甘草泻心汤，在少阳用半夏泻心汤，见解独到，兹录于下："在太阳用生姜泻心汤，以未经误下而心下痞硬，虽汗出表解，水犹未散，故君生姜以散之，仍不离太阳为开之义。在阳明用甘草泻心汤者，以两番误下，胃中空虚，其痞益甚，故倍甘草以建中，而缓客气之上逆，仍是从乎中治之法也。在少阳用半夏泻心者，以误下而成痞，邪既不在表，则柴胡汤不中与之，又未全入里，则黄芩汤亦不中与之矣。胸胁苦满与心下痞满，皆半表半里证也。于伤寒五六日，未经下而胸胁苦满者，则柴胡汤解之。伤寒五六日，误下后，心下满而胸胁不满者，则去柴胡、生姜，加黄连、干姜以和之。此又治少阳半表里之一法也。然倍半夏而去生姜，稍变柴胡半表之治，推重少阳半里之意耳。君火以明，相火以位，故仍名曰泻心，亦以佐柴胡之所不及。"

此案关键点有：

（1）胃胀，闷痛，纳差，肠鸣，大便溏，为半夏泻心汤方证。

（2）常与四逆散、木香、砂仁、佛手合用。

类案

类案1 戴某，男，47岁，2018年3月22日初诊。

［**病史**］胃胀痛1个月，伴嗳气，口干口渴，口苦，无反酸，纳差，无恶心呕吐，颈背僵硬，腹胀，无肠鸣，大便偏烂，睡眠较差。舌淡苔白腻，脉弦。胃镜示：胃底体交界溃疡（活动期）、浅表性胃炎（糜烂型）。

［**处方**］半夏泻心汤加减。

半夏20g	黄芩15g	黄连10g	干姜10g
党参15g	苍术15g	茯苓30g	木香15g
砂仁10g	葛根30g	佛手10g	炙甘草10g

5剂，水煎服，日1剂。

二诊：仍胃胀，伴胃闷痛，失眠改善，口苦及嗳气消失，口气较重，晨起头晕，大便烂，舌淡苔白腻，右脉弦、左脉寸浮数关尺细。

［**处方**］前方加减。

黄连15g	肉桂10g	半夏20g	干姜10g
苍术15g	茯苓30g	党参20g	木香15g
砂仁10g	炙甘草10g	红枣20g	

7剂，水煎服，日1剂。

三诊：平时胃胀减轻，餐后胃胀明显，偶胃闷痛，时心烦，大便偏软，隔天1次，足冷。舌淡苔白腻，右脉弦、左脉细。

［**处方**］乌梅丸加减。

细辛5g	肉桂5g	乌梅20g	黄连15g
黄芩15g	当归5g	党参15g	干姜10g

附子 10g　　　苍术 15g　　　茯苓 30g　　　花椒 5g

木香 15g　　　砂仁 10g

7 剂，水煎服，日 1 剂。

四诊：症状变化不明显，餐后胃胀，胃闷痛，心烦，难入睡，脚冷，口干苦，大便硬，舌淡苔黄腻，右脉关尺弦，左寸浮数。先予柴胡桂枝干姜汤加减，大便好转，余症改善不明显；后又转为半夏泻心汤加减治疗，坚持据证加减治疗 3 个月余方愈。

类案 2　陈某，女，42 岁，2018 年 7 月 11 日初诊。

［**病史**］平素腹胀，大便不成形，进食后易腹泻，肠鸣，无腹痛，咽部异物感，吐之不出，咽之不下，口苦、口淡，自觉舌干燥，无咽痛，无恶心呕吐，睡眠多梦。舌淡苔白腻，脉左寸滑，关尺沉。

［**处方**］半夏泻心汤加减。

半夏 25g　　　黄芩 15g　　　黄连 15g　　　党参 30g

干姜 15g　　　苍术 15g　　　木香 15g　　　砂仁 10g

薏苡仁 30g　　红枣 20g　　　白芍 15g　　　炙甘草 10g

葛根 30g

7 剂，水煎服，日 1 剂。

二诊：自觉胃脘部气堵，肠鸣，舌干，咽部异物感，吐之不出，咽之不下，无口苦，口淡。舌脉同前。

［**处方**］前方合半夏厚朴汤加减。

半夏 20g　　　黄芩 20g　　　黄连 5g　　　　党参 20g

干姜 10g　　　苍术 15g　　　木香 10g　　　砂仁 10g

茯苓 30g　　　红枣 20g　　　厚朴 15g　　　炙甘草 10g

苏梗 15g　　　陈皮 15g　　　白芍 15g

3 剂，水煎服，日 1 剂。

三诊：诸症缓解。

［**处方**］前方调整剂量为木香 15g、陈皮 30g，去白芍，加葛根 30g，续服 6 剂。

四诊：诸症进一步缓解，觉痰多，上方易苏梗为苏子 30g，续服 7 剂。

类案 3　梁某，男，31 岁，2018 年 9 月 4 日初诊。

［**病史**］患者近半年来因工作原因饮食不规律，大部分时间以外卖为主，且经常加班熬夜，因此出现胃胀，伴嗳气，无反酸，无恶心呕吐，无口干口

苦，大便烂，且易腹泻，舌淡苔白腻，脉寸弦关尺沉。

[**处方**] 半夏泻心汤加减。

半夏 20g	黄芩 15g	黄连 10g	干姜 10g
党参 20g	木香 15g	砂仁 10g	陈皮 15g
苍术 20g	茯苓 30g	肉豆蔻 5g	炙甘草 10g

7 剂，水煎服，日 1 剂。

二诊：胃胀、嗳气好转，仍大便烂，自觉发热，难以入睡，易心烦。舌脉同前。

[**处方**] 前方黄芩增至 20g，去肉豆蔻，加藿香 15g、葛根 30g、龙骨 30g、牡蛎 30g，续服 7 剂。

2019 年 5 月因心悸来诊，诉服上药后痊愈。

虚寒胃中痛，建中用黄精

案 郑某，女，31 岁，2017 年 7 月 3 日初诊。

[**病史**] 患者胃痛 1 个月余。患者既往饮食不规律，喜食辛辣刺激食物，经常喝咖啡、冷饮，1 个月前出现胃闷痛，休息后可缓解，因工作较忙，未就诊治疗，近几日来疼痛频繁故来就诊。刻下症见：胃痛，喜温喜按，腹胀，无嗳气，无反酸，无恶心呕吐，大便偏烂，面色无华，心悸，舌淡苔白腻，脉沉细。

[**处方**] 小建中汤加减。

桂枝 15g	白芍 20g	红枣 15g	生姜 5 片
木香 15g	砂仁 5g	黄精 15g	麦芽 15g
海螵蛸 30g	佛手 10g	炙甘草 10g	乌药 5g

3 剂，水煎服，日 1 剂。

二诊：胃痛明显好转，双手麻木，心悸，多噩梦。舌淡苔白腻，脉沉细。

[**处方**] 上方加黄芪 30g，续服 7 剂。

三诊：胃已不痛，心悸好转，双乳胀痛，多噩梦。舌淡苔白腻，脉沉细。继续调理它症。

[**辨治体会**] 初诊患者胃痛，喜温喜按，大便偏烂，为中焦虚寒证，治宜

小建中汤加减。小建中汤为桂枝汤倍芍药、加饴糖而成。白芍、饴糖均具有缓急止痛的作用。由于现在药房多不备饴糖，患者外购亦不易买到，因此临床常可以用黄精加麦芽来代替饴糖。患者腹胀，加木香、砂仁、佛手、乌药行气止痛。再加海螵蛸制酸止痛。二诊时患者胃痛明显好转，但是手麻、面色无华、心悸、噩梦多，《金匮要略·血痹虚劳病脉证并治》有"虚劳里急，悸，衄，腹中痛，梦失精，四肢酸疼，手足烦热，咽干口燥，小建中汤主之""虚劳里急，诸不足，黄芪建中汤主之"，该患者为明显虚寒证，因此在初诊方基础上加黄芪，构成黄芪建中汤。三诊时患者即胃痛痊愈。

按： 小建中汤可以用于胃痛、腹痛的治疗。其使用指征为：中焦虚寒，腹中痛，以拘急疼痛为主，可伴有喜温喜按、恶风寒等。加黄芪即为黄芪建中汤，加当归即为当归建中汤。中焦虚寒，运化失常，常多伴气滞和痰湿。伴气滞者，常加木香、砂仁行气止痛、理气导滞。《本草纲目》："木香乃三焦气分之药，能升降诸气。"《日华子本草》谓木香："治心腹一切气，止泻，霍乱，痢疾，安胎，健脾消食。疗羸劣，膀胱冷痛，呕逆反胃。"《日华子本草》谓砂仁"治一切气，霍乱转筋，心腹痛"。如痰湿停滞，可加陈皮、茯苓、半夏、苍术、厚朴即合用二陈平胃散。现在饴糖药房多不备，对于疼痛不剧烈者也可不用，或者以黄精加麦芽来替代。

对于治疗胃痛的专病专药，我总结出胃痛的三级用药：一级，轻度胃痛者，使用木香、佛手；二级，中度胃痛者，使用川芎、元胡；三级，重度胃痛者，使用蒲黄、五灵脂。通常非严重疾病引起的胃痛使用第一级药物即可止痛，如本案即使用第一级胃痛药物，效果显著。

此案关键点有：

（1）胃痛，喜温喜按，面色无华，心悸，脉沉细为小建中汤方证。

（2）因现代医院多无饴糖，故饴糖常用黄精加麦芽来替代。

类案

类案1 杨某，男，43岁，2017年9月5日初诊。

[**病史**] 反复上腹闷痛3年。患者诉近年来经常上腹部闷痛，饥饿时尤其明显，目前服用埃索美拉唑等西药治疗，仍反复发作，为求中医治疗经人介绍来诊。刻下症见：上腹部闷痛，时发时止，喜温喜按，消瘦，乏力，面色无华，纳少，无口干口苦，无反酸烧心，无恶心欲吐，二便正常，舌淡苔白，脉弦。考虑为中焦虚寒证，脉弦亦主寒、主疼，此处为里有寒、疼痛之脉。

[**处方**] 小建中汤加减。

桂枝 15g	白芍 15g	木香 15g	砂仁 10g
半夏 10g	陈皮 10g	佛手 10g	炙甘草 10g
黄精 10g	麦芽 10g		

5 剂，水煎服，日 1 剂。

二诊：患者上腹闷痛改善，余同前。效不更方，上方续服 5 剂，痊愈。

类案 2 梁某，男，37 岁，2018 年 3 月 19 日初诊。

[**病史**] 患者浅表性胃炎病史，平素饮食常不规律，暴饮暴食，经常饮酒。近日突觉胃闷痛，伴上腹微胀满，大便 3 次 / 日，质软，嗳气，喜热饮，无口干口苦，纳眠尚可，舌淡苔白腻，脉弦细。

[**处方**] 小建中汤加减。

桂枝 15g	白芍 20g	红枣 15g	生姜 5 片
木香 15g	砂仁 10g	半夏 20g	陈皮 10g
柴胡 20g	枳壳 15g	佛手 10g	炙甘草 10g

3 剂，水煎服，日 1 剂。

二诊：胃闷痛消失，嗳气减少，上腹部稍胀，舌淡苔白腻，脉沉细。

[**处方**] 上方加苍术 15g、厚朴 15g，续服 7 剂。

三诊：已无胃痛及腹胀，现头晕、手足冰冷，大便烂，2 次 / 日，舌淡苔白腻，脉迟弦。

[**处方**] 真武汤合当归四逆汤加减。

附子 15g	苍术 15g	茯苓 30g	白芍 10g
细辛 5g	桂枝 10g	当归 10g	通草 10g
红枣 15g			

7 剂，水煎服，日 1 剂。

四诊：已无头晕及手足冰冷，无胃痛及腹胀，大便正常，现鼻塞，舌淡苔白腻，脉弦。

[**处方**] 麻黄附子细辛汤合苍耳子散加减治疗 14 剂，愈。

类案 3 易某，女，46 岁，2018 年 4 月 13 日初诊。

[**病史**] 患者胃痛 3 天，下午 5 点左右尤其明显，疼痛呈痉挛性、闷痛，进食觉舒，大便色黑，无口干口苦，头晕，无心悸，无反酸烧心，无恶心呕吐，舌淡苔白腻，脉细。胃镜示：十二指肠球部溃疡，隆起糜烂型胃窦炎。

[**处方**] 小建中汤加减。

| 桂枝 10g | 白芍 20g | 红枣 15g | 生姜 3 片 |

木香 15g	砂仁 10g	白及 20g	仙鹤草 30g
白术 15g	茯苓 15g	炙甘草 10g	山慈菇 15g

7 剂，水煎服，日 1 剂。

二诊：诸症改善，大便已不黑。

[**处方**] 上方去山慈菇，续服 8 剂。

三诊：右上腹闷痛，口干无口苦，舌淡苔白腻，寸脉浮数。

[**处方**] 上方去白及，加陈皮 10g、柴胡 20g、黄芩 30g、半夏 15g。续服 10 剂。

四诊：闷痛减轻，大便正常。前方加减续服 7 剂善后。

胃痛里有热，石膏用之良

案 陈某，男，68 岁，2017 年 12 月 11 日初诊。

[**病史**] 患者慢性胃窦炎、反流性食管炎病史，长期胃痛，近几日加重，伴灼热感，泛酸，烧心，口干，无口苦，偶嗳气，进食后腹胀，二便调。舌淡苔白腻，右脉弦缓。

[**处方**] 竹叶石膏汤加减。

淡竹叶 15g	石膏 45g	党参 20g	麦冬 15g
半夏 20g	陈皮 30g	枳实 15g	木香 15g
砂仁 5g	海螵蛸 30g	白术 30g	白芍 20g
柴胡 30g	黄芩 15g	炙甘草 10g	

7 剂，水煎服，日 1 剂。

二诊：胃灼痛改善，胃胀缓解，现稍觉闷痛，无嗳气，无口干，舌淡苔白腻，右脉弦。

[**处方**] 上方减石膏为 30g，去黄芩，加佛手 15g。续服 7 剂。

三诊：已无胃痛，仍胃胀，大便烂，矢气多，舌淡苔薄白，脉弦。

[**处方**] 易方为半夏泻心汤加减。

半夏 20g	黄连 10g	黄芩 15g	干姜 10g
党参 20g	炙甘草 10g	白术 15g	苍术 15g
茯苓 30g	木香 15g	芡实 15g	

8剂，水煎服，日1剂。

四诊：胃胀明显改善，初诊时诸症皆明显改善。患者要求继续调理，继续上方加减调理20余剂，愈。

[**辨治体会**]《伤寒论》第397条："伤寒解后，虚羸少气，气逆欲吐，竹叶石膏汤主之。"患者虽无呕吐，但是嗳气、腹胀皆为气逆之证，胃灼热疼痛、口干为阳明胃热、津液受损，所以此案病机为胃虚有热，因此方选竹叶石膏汤清热生津、益气和胃。加陈皮、枳实、木香、砂仁理气导滞、缓解胃胀，加海螵蛸制酸止痛。患者脉弦为少阳之脉，且肝、脾、胃同居中焦，相互影响，稍加柴胡、黄芩、白术、白芍疏肝健脾理气。二诊时患者胃灼痛明显改善，已无口干，阳明之热明显减轻，故减石膏用量，但是患者觉闷痛为气滞之征，遂易黄芩为佛手增强疏肝理气之功。三诊时患者胃痛痊愈，但是胃胀明显，且伴大便烂、矢气多，为半夏泻心汤之方证，《金匮要略·呕吐哕下利病脉证治》云"呕而肠鸣，心下痞者，半夏泻心汤主之"，因此易方为半夏泻心汤加减。服用8剂患者症状即明显改善。由此案亦可看出方随证变的重要性，病情变化了，方亦要随之变化。

按：《素问》病机十九条中"诸逆冲上，皆属于火"，因此对于泛酸、烧心、呃逆、嗳气等症状多从火论治。竹叶石膏汤中，《神农本草经》谓石膏"味辛微寒。主中风寒热，心下逆气惊喘，口干，舌焦，不能息，腹中坚痛，除邪鬼，产乳，金创。生山谷"，这说明石膏有清热泻火、治疗口干、降逆气的作用，里热证用之。《神农本草经》谓竹叶"味苦平。主咳逆上气溢筋急，恶疡，杀小虫。根，作汤，益气止渴，补虚下气。汁，主风痉。实，通神明，轻身益气"，可见竹叶也有降气的作用。所以方中竹叶、半夏下气止逆，石膏清胃火，党参、麦冬、甘草健胃生津，全方共奏清热生津、益气和胃之功。

本案初诊方中陈皮用量较大。陈皮的药效与其用量有关系：当用量小于10g时一般取其升阳气的作用，用量在10~20g之间一般是用于燥湿化痰，陈皮用量大于30g则具有降气化结的作用，大于60g则有通便作用。与枳实、生姜合用则为橘枳姜汤，用于治疗"胸痹，胸中气塞，短气"，胃脘胀满皆可使用。此方《伤寒论》原方剂量为："橘皮一斤，枳实三两，生姜半斤"，足见原方剂量之大。我常用剂量一般为30g。

此案关键点有：

（1）胃痛，伴灼热感，泛酸，烧心，口干，嗳气为竹叶石膏汤方证。

（2）此案为少阳阳明合病。

（3）呃逆、嗳气为陈皮药证，但陈皮用量需大，可用至30~60g。

（4）临证体会消化道属里证，里热证用石膏，里寒证用干姜。

类案

类案 1 梁某，女，43 岁，2017 年 7 月 14 日初诊。

[病史] 患者胃部不适 10 余年，经常嗳气，腹胀，近 1 周来无明显诱因加重，经邻居介绍来诊。刻下症见：胃部灼热感，嗳气，腹胀，左下腹痛，稍反酸，口干口苦，小便黄，大便正常，舌质红苔白腻，脉弦。

[处方] 竹叶石膏汤加减。

石膏 40g	海螵蛸 30g	厚朴 20g	陈皮 30g
茯苓 10g	枳实 10g	白芍 20g	淡竹叶 15g
党参 20g	半夏 15g	麦冬 10g	炙甘草 10g

3 剂，水煎服，日 1 剂。

二诊：胃灼热明显减轻，其余诸症也都有改善。舌质红苔白腻，脉弦。效不更方，上方续服 3 剂。

类案 2 刘某，男，46 岁，2018 年 4 月 19 日初诊。

[病史] 患者 3 天前应酬饮酒后出现胃痛，反酸，腹胀，无烧心，无恶心呕吐，无口干口苦，大便烂，小便黄。患者诉半年前胃痛发作，曾来就诊，服药 3 剂即愈，查看就诊记录，上次所用方剂为竹叶石膏汤。

[处方] 以竹叶石膏汤加减。

淡竹叶 15g	石膏 30g	半夏 20g	砂仁 10g
党参 15g	海螵蛸 30g	茯苓 30g	白术 15g
木香 15g	佛手 10g	陈皮 20g	炙甘草 10g

3 剂，水煎服，日 1 剂。

二诊：胃痛基本痊愈，偶夜间胃痛，大便烂，脉弦。

[处方] 以柴芍六君加减。

柴胡 15g	白芍 20g	党参 15g	茯苓 30g
苍术 15g	木香 15g	佛手 10g	陈皮 10g
枳壳 15g	川芎 10g		

3 剂，水煎服，日 1 剂。

类案 3 梁某，女，63 岁，2018 年 12 月 12 日初诊。

[病史] 患者近 1 个月来自觉胃热闷痛，气顶，口干无口苦，后背发热，心烦，多汗，疲劳，乏力，纳差，二便可，舌红苔白腻，脉滑数。

[**处方**] 竹叶石膏汤加减。

淡竹叶 15g	石膏 45g	党参 20g	陈皮 30g
枳实 15g	半夏 15g	白术 15g	麦冬 20g
柴胡 30g	黄芩 15g	白芍 15g	炙甘草 10g

7 剂，水煎服，日 1 剂。

二诊：胃热闷痛、气顶、后背发热均改善，已无口干，舌淡苔白腻，脉弦。

[**处方**] 上方半夏、白术增加至 20g，再加厚朴 20g、木香 15g。续服 7 剂。

三诊：诸症改善，觉腰酸，舌淡苔白，脉沉细。

[**处方**] 二诊方基础上加怀牛膝 30g，续服 7 剂。

胃痛时来止，调气四逆散

案 赵某，女，63 岁，2018 年 4 月 26 日初诊。

[**病史**] 患者既往慢性浅表性胃炎病史，近日因琐事与爱人吵架后觉胃闷痛，按之痛甚，时发时止，痛时伴有汗出，口干、口渴欲饮，无口苦，无反酸，偶嗳气，大便量少成形，小便黄，舌淡边齿痕苔白，脉左右关弦。

[**处方**] 四逆散合小半夏汤加减。

柴胡 20g	白芍 30g	枳实 15g	炙甘草 10g
木香 15g	砂仁 10g	苍术 15g	石膏 30g
陈皮 15g	半夏 20g	黄连 5g	瓜蒌 10g

7 剂，水煎服，日 1 剂。

二诊：胃痛已无，口干，咽痒，偶咳嗽，有黄黏痰，小便黄，大便正常。舌淡边齿痕苔白腻，脉左关大寸浮紧，右脉关弦。

[**处方**] 前方加减。

柴胡 15g	白芍 20g	枳实 10g	甘草 10g
木香 15g	砂仁 10g	苍术 15g	石膏 30g
陈皮 15g	半夏 20g	黄芩 15g	麻黄 10g
杏仁 15g			

5 剂，水煎服，日 1 剂。

[辨治体会] 患者既往慢性浅表性胃炎病史，近日因琐事与爱人吵架后觉胃闷痛，按之痛甚，脉左右关弦为肝郁气滞的表现，肝气郁结，木郁不舒，横犯脾胃，故而胃痛，方选四逆散加减。时发时止、嗳气都为气滞之症，故加木香、砂仁以行气和胃；口干、小便黄为阳明内热，故加石膏；舌淡边齿痕苔白为痰湿之征，加苍术、陈皮健脾祛湿；患者胃痛、按之痛甚，类似小结胸病，"小结胸病，正在心下，按之则痛，脉浮滑者，小陷胸汤主之"。因此合用小陷胸汤。二诊时患者胃痛已无，但是口干、咽痒、咳嗽、黄痰，在前方基础上去黄连、瓜蒌，加麻黄、杏仁即合麻杏石甘汤之意。

按： 四逆散在《伤寒论》中见于少阴病篇第318条："少阴病，四逆，其人或咳，或悸，或小便不利，或腹中痛，或泄利下重者，四逆散主之。"之所以归到少阴篇是因为患者有手足厥冷之四逆证，但是此处的手足厥冷是因为热壅、气滞、血瘀导致阳气不得外达四肢所致之热厥，非少阴真阳亏虚导致的四肢厥冷之寒厥。因此实际上四逆散是柴胡剂，应属于少阳病。

四逆散组方为柴胡、枳实、芍药、甘草各等份，其中包含了枳实芍药散和芍药甘草汤。枳实芍药散在《伤寒论》中主要用于治疗"产后腹痛、烦满不得卧"，芍药甘草汤具有缓急止痛的作用，可用于治疗腹部挛急疼痛等症，因此四逆散可用于治疗脘腹疼痛之症。另外四逆散也可看成是大柴胡汤的变方。大柴胡汤去半夏、生姜说明患者不呕，去大黄说明患者无阳明腑实之可下证，因此四逆散证也可理解为大柴胡汤证不呕亦不可下之证。除此之外，本方中柴胡具有疏肝解郁之作用，因此本方还经常用于治疗焦虑症、抑郁症、失眠等精神疾患，经方大师胡希恕先生就用此方加减治疗精神性阳痿。

此案关键点有：

（1）胃闷痛，时发时止，嗳气，脉左右关弦为四逆散方证。

（2）此案为少阳阳明合病夹气滞痰阻。

类案

类案1 颜某，女，36岁，2019年1月7日初诊。

[病史] 胃痛1周。患者有胃窦炎病史，近1个月来工作忙碌，经常不吃早餐，1周前开始出现胃闷痛，胸胁胀满，无嗳气，无反酸，无口干无口苦，大便偏干，小便可，月经量少，血块，拖尾，一般10日才能干净。舌暗淡苔白，脉沉细。

[处方] 四逆散加减。

柴胡 30g	白芍 30g	枳实 15g	佛手 15g

砂仁 10g	川芎 15g	陈皮 15g	香附 15g
桂枝 15g	半夏 15g	党参 20g	苍术 15g
茯苓 15g			

7 剂，水煎服，日 1 剂。

二诊：服上药后诸症缓解，后来公司聚餐饮食不当后复发。

[处方] 前方加木香 10g，续服 3 剂。

类案 2 梁某，男，61 岁，2019 年 1 月 29 日初诊。

[病史] 患者胃闷痛，大便偏干量少，2~3 天一次，无口干及口苦，无反酸，无恶心呕吐，舌淡苔白腻，脉弦。

[处方] 四逆散合枳术丸加减。

柴胡 30g	白芍 15g	枳实 15g	炙甘草 10g
白术 30g	佛手 15g	陈皮 30g	香附 15g
桃仁 15g	川芎 20g	半夏 15g	

3 剂，水煎服，日 1 剂。

二诊：胃闷痛好转，胃有下坠感，反酸，大便干、少，数天 1 次，舌淡苔白腻，脉弦。

[处方] 前方白术增至 40g，加海螵蛸 30g。续服 3 剂。

类案 3 吴某，男，46 岁，2019 年 5 月 14 日初诊。

[病史] 患者有胃窦炎病史，今日无明显诱因出现胃闷痛，伴嗳气，腹胀，无反酸烧心，右上腹肝区胀痛，二便正常，唇暗，舌淡暗苔白腻，脉弦滑。

[处方] 四逆散加减。

柴胡 30g	白芍 15g	枳实 15g	木香 15g
砂仁 10g	苍术 15g	茯苓 15g	半夏 15g
陈皮 20g	党参 30g	佛手 15g	炙甘草 10g
香附 15g	川芎 30g		

7 剂，水煎服，日 1 剂。

二诊：胃痛、嗳气均改善，腹胀，夜间口干，舌淡暗苔白，脉弦。

[处方] 陈皮增量至 30g，续服 7 剂。

三诊：已无胃痛，腹胀减轻，仍口干，无口苦，肝区闷痛，多汗，大便正常，唇暗，舌暗淡苔白腻，脉弦。

[处方] 柴胡疏肝散合桂枝茯苓丸继续治疗。

泌感猪苓汤，生地易阿胶

案 雷某，女，83 岁，2018 年 1 月 4 日初诊。

[**病史**] 尿频尿急 3 天。患者 3 天前出现排尿不适，因年龄较大，行动不便，拒绝来医院检查及治疗，经家属劝说，今日同意服用中药治疗，故来诊。刻下症见：尿频尿急，小便灼热，无尿痛，心烦，无发热，口干欲饮、口苦，口腔溃疡，大便正常。舌淡苔白腻，脉沉细。

[**处方**] 猪苓汤加减。

猪苓 20g	泽泻 30g	茯苓 20g	白术 15g
桂枝 10g	滑石 30g	薏苡仁 30g	生地黄 30g
石膏 30g	车前子 20g	通草 10g	淡竹叶 15g

4 剂，水煎服，日 1 剂。

数月后因感冒来诊，诉服上药已愈。

[**辨治体会**] 患者尿频尿急为淋证典型症状，《金匮要略》云"脉浮发热，渴欲饮水，小便不利者，猪苓汤主之"，小便不利包含了小便量少、尿频、尿急、尿痛、排尿困难、尿血、尿浊等症状。小便灼热、心烦、口干欲饮、口苦为阳明热盛伤津之症，舌淡苔白腻、脉沉细为水停津亏之象，因此此案病机为水热互结伤阴，方选猪苓汤清热、养阴、利水。患者小便不利、心烦、口腔溃疡为心经火旺，下移小肠，合用导赤散以清心养阴、利水通淋。猪苓汤中本有阿胶，然考虑患者经济负担用生地黄替之。另外，根据胡希恕先生治淋经验加生薏苡仁 30g。患者同时患有口腔溃疡，生地黄、石膏亦为治疗口腔溃疡的常用药物。两方合用，方证对应，患者服用 4 剂即痊愈。

按： 猪苓汤可视为治疗淋证的特效方。临证多用于小便不利或淋漓、口渴欲饮的证候。对泌尿系感染、尿路结石、前列腺疾病等病，凡辨证属于水热互结、津血受损的，疗效都很好。经方大家胡希恕先生使用此方时常加生薏苡仁、大黄、金钱草等，薏苡仁需重用，一般 30g 以上效果较好，大便偏干者可以稍加大黄，大黄重用则通大便，轻用则走前阴，因此大黄用量一般 1~3g 为宜，如伴有结石则可加金钱草等排石药物。兹摘录两则胡希恕先生医案如下。

高某，男，40 岁。小便时尿道灼热疼痛，尿道口有黏腻之物。常有心烦，午后身热，两手发胀，身倦无力，头痛少寐。溲（小便）黄少而频。初诊：与猪苓汤合柴胡桂枝干姜汤。二诊：因大便干，去干姜，加炒栀子三钱。服药后效显之速，为近2年来在我院治疗病例中所未见。

王某，男，40岁，工人。西医诊断为前列腺炎，曾住院治疗，疗效不佳，始求助中医。主诉腰疼，时有白浊自小便下，排尿不适。初诊（1968年8月20日）予猪苓汤加减：猪苓三钱，茯苓三钱，泽泻三钱，滑石五钱，阿胶三钱，大黄三分，薏苡仁八钱。9剂，诸症已。

由此两案可以看出，经方药味虽少，然辨证得当常可四两拨千斤，取效迅速。

与猪苓汤类似的方剂还有五苓散，两方药物组成类似，都有茯苓、猪苓、泽泻，都能治疗小便不利，都可伴见发热、脉浮、渴欲饮水等症。但是二者病机不同，五苓散为太阳蓄水证，太阳表邪与水互结于膀胱，因此小便不利的同时伴有表证，所以见脉浮、发热，口渴欲饮乃膀胱气化不利，津不上承所致，故用桂枝通阳化气、兼以解太阳之表；猪苓汤的病机为水热互结、津血受损，其脉浮、发热是阳明里热所致，口渴欲饮是津伤所致，甚者可伤及血分，故配滑石清热利水，配阿胶滋阴养血润燥使利水不伤津。两方不难鉴别。

此案关键点有：

（1）尿频、尿急，小便灼热，心烦，口干欲饮为猪苓汤方证。

（2）考虑阿胶费用太贵，故临床常以生地代替阿胶。

（3）可常规加生薏苡仁30g，热重者加大黄1~3g。

类案

类案1 马某，女，32岁，2018年5月18日初诊。

[病史]患者2周前泌尿系统感染，外院治疗后痊愈。3天前又出现尿痛，尿急，尿频，小便短赤、灼热，口干欲饮，无口苦，无发热，乏力，大便正常，舌尖红少苔，脉浮数。

[处方]猪苓汤加减。

茯苓 30g	猪苓 20g	泽泻 30g	滑石 30g
阿胶 10g（烊化）	天花粉 20g	牡蛎 30g	肉桂 5g
苍术 15g	生地黄 30g	淡竹叶 10g	通草 10g

7剂，水煎服，日1剂。

服上药后病愈，随访3个月未复发。

类案2 蔡某，女，46岁，2018年7月3日初诊。

［**病史**］患者今日晨起发现小便红色，伴小腹闷痛，尿频，尿急，尿痛，小便灼热，无口干口苦，无发热，微恶寒，大便正常。舌淡苔白腻，脉寸浮尺沉细。

［**处方**］猪苓汤加减。

白术 15g	茯苓 30g	泽泻 30g	猪苓 20g
滑石 30g	生地黄 30g	阿胶 10g（烊化）	薏苡仁 30g
桂枝 10g	木香 10g		

7 剂，水煎服，日 1 剂。

二诊：尿色正常，尿频尿急改善，仍尿痛，血压高，最高达 180/110mmHg。舌淡苔白腻，脉沉细。

［**处方**］前方加减。

白术 15g	茯苓 30g	泽泻 30g	猪苓 20g
滑石 30g	桂枝 10g	附子 5g	薏苡仁 30g
瞿麦 30g	车前子 30g		

7 剂，水煎服，日 1 剂。

三诊：小便正常，觉下腹胀，大便细，次数多。服上药后血压由 180/110mmHg 降至 150/99mmHg。患者要求继续治疗高血压。

类案 3　张某，男，42 岁，2017 年 9 月 15 日初诊。

［**病史**］患者突发尿痛，尿急，尿黄，大便偏干，余无不适。舌淡苔黄腻，脉滑数。

［**处方**］猪苓汤加减。

茯苓 30g	猪苓 20g	车前子 20g	白术 20g
桂枝 10g	滑石 30g	泽泻 30g	生大黄 5g
薏苡仁 30g			

4 剂，水煎服，日 1 剂。

后未复诊，微信随访，诉已愈。

水泻最常见，葛芩五苓散

案　邓某，女，54 岁，2018 年 5 月 18 日初诊。

［**病史**］患者昨日无明显诱因突然泻下水样便，日 6~8 次，腹痛腹胀，肛

门灼热，伴发热，38℃左右，头痛，目痛，口渴欲饮，怕冷怕风，小便正常。舌红苔白，脉右寸浮数。

[**处方**] 五苓散合葛根芩连汤加减。

茯苓 30g	泽泻 15g	猪苓 15g	桂枝 10g
苍术 15g	葛根 30g	黄芩 20g	黄连 10g
白芍 10g	红枣 20g	炙甘草 10g	木香 15g
砂仁 10g			

3 剂，水煎服，日 1 剂。

二诊：已无腹泻，大便烂，上腹胀痛，下腹闷痛，恶心欲吐，口干渴，偶咳嗽，舌淡苔厚腻，脉右寸弦。

[**处方**] 前方合理中丸加减。

茯苓 30g	苍术 15g	干姜 10g	黄芩 20g
黄连 15g	白芍 10g	红枣 20g	炙甘草 10g
木香 15g	砂仁 10g	半夏 20g	陈皮 20g
党参 20g			

8 剂，水煎服，日 1 剂。

[**辨治体会**] 该患者泻下水样便，伴发热、怕冷怕风，头痛，口干欲饮，脉寸浮数，辨证当属太阳病夹饮之五苓散方证。另外患者肛门灼热、发热、口渴、舌红、脉浮数为里热征象，因此合用葛根芩连汤表里双解。易白术为苍术以加强燥湿利小便之功效，加入木香行气止痛，加入砂仁化湿止泻。二诊时患者腹泻已止，仍大便烂，上腹胀痛，下腹闷痛，恶心欲吐，口干渴，在前方基础上合用理中丸及二陈平胃散调理善后即可。

按：黄煌教授认为五苓散是一张调节人体水液分布异常的方剂。水液可以停留在人体的任何部位，停于肠则下利泄泻；停于膀胱则小便不利；停于胃则见"心下痞"和水入则吐的"水逆"；停于脑窍则见"吐涎沫而癫眩"；停于肌肤则水肿。因此五苓散临床可用于多种病症，其治疗泄泻机制在于"利小便以实大便"，常加车前子以助其力。

"太阳病，桂枝证，医反下之，利遂不止。脉促者，表未解也。喘而汗出者，葛根黄芩黄连汤主之。"葛根芩连汤也是临床常用的治疗下利的方剂，其主要用于太阳表邪未解，里有阳明内热之协热利。对于急性腹泻，见水样便，口干口渴，汗出，小便不利者，常两方合用，取效神速。

此案关键点有：

（1）水样便，发热，头痛，口渴欲饮，怕冷怕风，脉右寸浮为五苓散方证；腹泻、腹痛、肛门灼热，发热，舌红脉数为葛根芩连汤方证。

（2）腹泻止后可以理中丸加减善后。

类案

类案1 唐某，男，25岁，2018年4月6日初诊。

［病史］泻下水样便3天。患者前日进食剩饭剩菜后出现腹泻，水样便，日5~6次，自行购买黄连素服用后好转，然不能痊愈，故来就诊。刻下症见：食即腹泻，日2~4次，水样便，伴脐周疼痛，泻后痛减，肠鸣，口干稍口苦，小便黄，次数减少，舌淡苔白腻，脉弦缓。

［处方］五苓散合葛根芩连汤加减。

葛根 30g	黄芩 15g	黄连 5g	桂枝 10g
茯苓 30g	泽泻 30g	苍术 15g	陈皮 10g
白芍 10g	炙甘草 10g		

3剂，水煎服，日1剂。

后8月份因病来诊，诉服药后痊愈。

类案2 黄某，女，3岁9个月，2018年10月9日初诊。

［病史］家属诉患儿昨日泻下水样便2次，今日暂未泻下，纳差，不欲饮食，口中有臭味，睡眠时烦躁不安，汗出较多，小便黄。患儿精神萎靡，不欲言语，口唇色红，舌淡苔白腻，脉滑数。

［处方］五苓散合葛根芩连汤加减。

葛根 15g	茯苓 10g	泽泻 10g	苍术 10g
桂枝 6g	猪苓 10g	藿香 10g	黄芩 10g
黄连 5g	白芍 10g	炙甘草 5g	砂仁 5g

2剂，水煎服，少量频服，中病即止。

后家属告知服上药后患儿未再泻下，问是否需复诊，告知如大便正常注意调护即可，无需复诊。

类案3 李某，女，70岁，2017年10月7日初诊。

［病史］患者为本院家属，今晨出现水样便，急来就诊，刻下症见：腹泻、腹痛、胃胀、怕冷、头晕眼花、口干口苦、小便可。舌淡苔白，脉沉细。

［处方］五苓散合葛根芩连汤加减。

茯苓 30g	泽泻 20g	猪苓 20g	白术 15g
桂枝 10g	木香 15g	葛根 45g	黄芩 15g

黄连 5g　　　半夏 10g　　　砂仁 5g　　　建曲 10g

2 剂，水煎服，日 1 剂。

后路遇之，诉服上药后痊愈。

腹胀大便难，柴胡枳术痊

案　郑某，男，52 岁，2019 年 4 月 15 日初诊。

[**病史**]患者长期便秘，大便干结，排便无力，努挣难出，有时需借助开塞露辅助排便，间断服用中西药治疗，时轻时重。刻下症见：排便困难，大便干结，2 日未排，腹胀，无矢气，口干口苦，多汗，时有头晕，面唇色暗，舌淡暗苔白腻，脉弦。

[**处方**]大柴胡汤合枳术汤加减。

柴胡 30g	白术 45g	枳实 20g	黄芩 15g
半夏 10g	白芍 15g	杏仁 15g	当归 15g
桂枝 15g	茯苓 15g	丹皮 30g	桃仁 15g
川芎 15g	玄参 20g	生地黄 30g	

7 剂，水煎服，日 1 剂。

二诊：服药第 2 日排大便，仍干结，排出困难，腹痛，头晕，口苦，舌脉同前。

[**处方**]上方增量至黄芩 20g、白芍 30g，续服 7 剂。

三诊：便秘明显改善，大便变软，排出较前容易，仍觉腹胀。

[**处方**]二诊方去半夏，加木香 15g，续服 7 剂。

四诊：便秘改善，但仍偏硬，腰痛明显，仍头晕，口干口苦。舌淡暗苔白，脉弦。

[**处方**]三诊方去木香、杏仁、生地黄，加杜仲 20g、怀牛膝 45g、泽泻 15g，续服 7 剂。

五诊：大便已正常，腰痛减轻，但左下腹痛，舌淡苔白，脉弦。

[**处方**]前方加减。

柴胡 30g	白术 45g	枳实 20g	黄芩 20g
当归 15g	白芍 30g	怀牛膝 30g	佛手 20g

| 桂枝 15g | 茯苓 15g | 丹皮 30g | 桃仁 15g |
| 川芎 30g | 木香 20g | 陈皮 30g | |

7 剂，水煎服，日 1 剂。

六诊：大便正常，其余诸症皆改善很多。

[**处方**] 上方加石膏 20g，续服 7 剂。

[**辨治体会**] 患者排便困难、口干，多汗为阳明证，口苦、脉弦为少阳证，因此该案为阳明少阳合病，方选大柴胡汤加减。患者排便无力，伴腹胀，舌淡苔白腻，可合用枳术汤，方中白术用量宜大，一般 45g 以上通便效果明显，为避免患者泻下太过，可先不用大黄。患者大便干燥加玄参、生地、当归、杏仁滋阴润肠通便；患者头晕、面唇色暗为血瘀征象，故而再合用桂枝茯苓丸活血化瘀，再加川芎活血行气。二诊时患者症状缓解不明显，考虑患者病久宜缓治，仍暂不用大黄，患者口苦，加大黄芩剂量，腹痛加大白芍剂量，续服 7 剂。三诊时患者大便即明显改善，但觉腹胀，加木香行气导滞。四诊时患者便秘改善，腰痛明显，加杜仲、怀牛膝以强筋骨、壮腰肾；仍头晕，加泽泻，即合泽泻汤止头晕。五诊、六诊时患者大便已正常，余症皆减轻，据证加减善后即可。

按： 大柴胡汤用于阳明少阳合病，见心下急、脘腹胀满或压痛、呕吐、烦躁、大便不畅、口干口苦等症，"呕不止，心下急，郁郁微烦者，为未解也，与大柴胡汤下之则愈""伤寒发热，汗出不解，心中痞硬，呕吐而下利者，大柴胡汤主之""按之心下满痛者，此为实也，当下之，宜大柴胡汤"。心下满痛即大便不畅导致的腹痛，可用大柴胡汤。

枳术汤见于《金匮要略·水气病脉证并治》，"心下坚，大如盘，边如旋盘，水饮所作，枳术汤主之"。从条文来看枳术汤是治疗心下有停水导致的心下坚硬。后世张元素将此方衍化为枳术丸，用于治疗饮食内伤疾病。《名医别录》云枳实"破结实，消胀满"，可行气导滞通便，白术大剂量使用有促进排便的作用，尤其对于大便无力者非常有效，又不至于泻利太过。现多将此方合用于汤剂之中，用于脘腹胀满、大便不通、排便无力等效果较好。白术用于通便时生用更佳。

因此，对于阳明少阳合病，伴有腹胀、排便无力者，常合用枳术汤，方中大黄可视情况用或者不用。如果大便干结严重可合用增液汤，以增水行舟，如果伴有血瘀可合用桂枝茯苓丸、当归芍药散活血化瘀、润肠通便，如果伴有气虚推动无力可加黄芪。另外，白芍、陈皮大剂量使用皆有通便之效，一般白芍、陈皮用量 30g 以上即有明显通便效果。

此案关键点有：

（1）排便困难，大便干结，腹胀，口干口苦，脉弦为大柴胡汤方证。

（2）白术用量宜大，一般 45g 以上通便效果明显。

（3）便秘之辨：大便干结难以排出者，宜增液承气法；大便质软无力排出者，宜枳术法。

类案

类案 1 唐某，女，76 岁，2018 年 7 月 30 日初诊。

［**病史**］患者高血压、糖尿病病史，长期便秘，大便偏干，排便无力，有时四五天无便意，排便时间延长，小便正常，腹胀，胃胀，胃闷痛，口干口苦，汗出正常，无怕冷怕风，入睡困难，早醒，舌淡苔白，脉弦。

［**处方**］大柴胡汤合枳术汤加减。

柴胡 10g	白术 45g	枳实 20g	黄芩 15g
半夏 15g	赤芍 15g	槟榔 15g	桂枝 15g
茯苓 15g	丹皮 15g	桃仁 15g	郁李仁 15g

7 剂，水煎服，日 1 剂。

二诊：1 个月后复诊，诉便秘服药期间改善，停药 1 个月后反复，大便干，排便无力，口干口苦，腹胀，无胃痛，舌淡苔白腻，脉弦。

［**处方**］前方加减。

柴胡 30g	白术 30g	枳实 20g	黄芩 20g
半夏 15g	赤芍 15g	槟榔 15g	桂枝 15g
茯苓 15g	丹皮 30g	桃仁 15g	郁李仁 15g
石膏 30g	木香 15g		

7 剂，水煎服，日 1 剂。

三诊：排便顺畅，仍腹胀，大便稍干，口苦口干，舌淡苔白腻，脉弦。

［**处方**］二诊方基础上，白术增至 45g、黄芩增至 30g，去郁李仁，加天花粉 30g。续服 7 剂。

类案 2 张某，男，39 岁，2018 年 2 月 6 日初诊。

［**病史**］患者近 1 个月来饮食偏辛辣，经常熬夜，出现大便困难，伴胃痛，故来就诊。刻下症见：排便困难，大便偏干，2 日 1 次，无便血，胃闷痛，按之痛甚，口干口苦，腰酸痛，唇暗，舌边红苔黄腻，脉弦缓。

［**处方**］大柴胡汤合枳术汤加减。

柴胡 15g	白芍 15g	枳实 15g	黄芩 10g

| 半夏 15g | 桂枝 15g | 茯苓 15g | 桃仁 10g |
| 丹皮 15g | 木香 15g | 白术 30g | 炙甘草 10g |

6 剂，水煎服，日 1 剂。

二诊：半年后再次来诊，诉服上药后便秘、胃痛缓解故未复诊。然近期又出现右下腹痛，大便干结，口干无口苦，舌淡苔白腻微黄，脉弦。

［**处方**］予前方加减。

柴胡 30g	生大黄 5g	枳实 15g	黄芩 20g
半夏 15g	白芍 30g	红枣 15g	生姜 3 片
桂枝 15g	茯苓 15g	丹皮 20g	桃仁 15g
炙甘草 10g	白术 30g	郁李仁 15g	

5 剂，水煎服，日 1 剂。

三诊：大便正常，无腹痛，纳差，舌淡苔白腻，脉弦。

［**处方**］上方去大黄合四君子汤加减善后。

类案 3 陈某，女，56 岁，2019 年 2 月 26 日初诊。

［**病史**］大便干结难排 1 年。患者有直肠炎、慢性胃炎病史。近 1 年来排便困难，胃胀痛，曾住院治疗好转后出院，然出院后病情反复，欲求中医调理，经人介绍来诊。刻下症见：大便干结难排，胃胀胃痛，以闷痛为主，无口干，稍口苦，后背痒，难入睡，舌淡苔白腻，脉弦滑。

［**处方**］大柴胡汤合枳术汤加减。

柴胡 30g	白术 30g	枳实 15g	黄芩 15g
半夏 10g	赤芍 15g	牡蛎 30g	陈皮 30g
桂枝 15g	茯苓 15g	丹皮 10g	桃仁 10g
木香 15g	荆芥 15g	龙骨 30g	

5 剂，水煎服，日 1 剂。

二诊：大便无干结，每日 1 次，无口苦，仍胃闷痛，全身瘙痒，多汗，入睡困难。舌脉同前。

［**处方**］前方增白术为 45g，去黄芩，加佛手 15g、党参 30g、地肤子 20g，易赤芍为白芍 30g，龙骨、牡蛎煅用。续服 7 剂。

三诊：大便无干结，每日 1 次，胃痛减轻，睡眠改善，舌淡苔白腻边齿痕，脉弦滑。

［**处方**］前方木香增至 20g，续服 7 剂。

四诊：上周饮食未节制，食多后胃胀闷不舒，大便复难排，皮肤仍瘙痒。

舌脉同前。

[**处方**] 前方加减。

柴胡 30g	白术 60g	枳实 30g	黄芩 20g
地肤子 30g	白芍 15g	煅牡蛎 30g	陈皮 30g
厚朴 20g	茯苓 15g	桂枝 15g	桃仁 15g
木香 20g	郁李仁 15g	丹皮 30g	

5 剂，水煎服，日 1 剂。

五诊：胃胀已除，大便易排，仅余下肢皮肤瘙痒。

[**处方**] 前方去煅牡蛎、厚朴，加白鲜皮 20g、枳壳 20g。续服 7 剂。

六诊：下肢痒已除，诸症改善，胃痛少作，嗳气，偶胃胀。

[**处方**] 予下方善后。

柴胡 30g	白术 45g	枳实 15g	黄芩 20g
佛手 15g	白芍 15g	槟榔 10g	陈皮 30g
枳壳 15g	茯苓 15g	桂枝 15g	桃仁 15g
木香 20g	丹皮 30g		

7 剂，水煎服，日 1 剂。

心悸非血虚，桂甘龙牡剂

案 陈某，男，48 岁，2017 年 5 月 23 日初诊。

[**病史**] 患者心悸、心慌 1 年余，加重 1 周。西医诊断为一过性心肌缺血。刻下症见：阵发性心悸、心慌，身重，入睡困难，记忆力下降，无口干口苦，大小便正常，肝区闷痛（患者为乙肝携带者，彩超示肝质增粗）。舌淡苔白腻，脉弦。

[**处方**] 桂枝甘草龙骨牡蛎汤合苓桂术甘汤加减。

桂枝 20g	炙甘草 10g	牡蛎 30g	龙骨 30g
柴胡 30g	黄芩 15g	茯苓 30g	苍术 15g
桃仁 10g			

3 剂，水煎服，日 1 剂。

二诊：服上方后心悸、心慌明显改善，偶胸痛，仍难入睡，大便干结，尿频，舌红苔干腐，脉弦。

[**处方**]上方加半夏 20g、浮小麦 30g、红枣 15g、熟地 30g、山茱萸 15g、红花 10g。继服 3 剂。

三诊：心悸、心慌进一步减轻，睡眠好转，但是情绪易抑郁，二便正常。舌淡苔白腻，脉弦细。

[**处方**]在初诊方基础上加丹皮 10g、浮小麦 30g、红枣 15g、白芍 15g、当归 10g、香附 10g。续服 5 剂。

后此方加减治疗 30 余剂，痊愈。随访半年，心悸心慌未复发。

[**辨治体会**]《伤寒论》第 64 条："发汗过多，其人叉手自冒心，心下悸，欲得按者，桂枝甘草汤主之。"因此临床中多用桂枝甘草汤加减治疗心慌心悸，一般同时加入龙骨、牡蛎安神定悸，即桂枝甘草龙骨牡蛎汤。患者身重、舌淡苔白腻为痰饮表现，因此加入茯苓、苍术，即苓桂术甘汤温阳化饮。对于白术和苍术古代经常不分，临床实践发现，用苍术效果更好。患者入睡困难，龙骨、牡蛎恰可潜阳安神助眠。患者肝区闷痛且脉弦，为少阳夹瘀加柴胡、黄芩、桃仁疏肝活血止痛。方证对应，患者服用 3 剂后心悸即明显减轻。二诊时患者心悸心慌明显改善，但是偶胸痛，仍难入睡，大便干结，尿频，舌干红苔腐，脉弦，辨为心血不足，痰浊血瘀阻滞，因此加半夏化痰、红花活血化瘀，浮小麦、红枣、熟地、山萸肉滋阴补血。三诊时患者各症状基本缓解，但是情绪容易抑郁，因此在初诊方药基础上加丹皮、浮小麦、红枣、白芍、当归、香附疏肝理气。后续再根据病情加减治疗 30 余剂，患者心悸、心慌完全治愈。

按：临床常根据此条文将桂枝甘草汤用于治疗心悸、心慌，使用此方需注意桂枝与甘草的比例应为 2∶1，一般桂枝 20g、炙甘草 10g，或者桂枝 30g、炙甘草 15g，也可根据具体情况加减。且使用时常加龙骨、牡蛎即为桂枝甘草龙骨牡蛎汤。方用桂枝扶助心阳，炙甘草补虚益气，配以牡蛎、龙骨重镇安神，全方安神定悸、复阳固脱，如伴有汗出较多或者自汗出者可用煅龙骨、煅牡蛎。正如《伤寒贯珠集》所云"桂枝、甘草，以复心阳之气；牡蛎、龙骨，以安烦乱之神"。

另外，桂枝配茯苓，治心悸效果更好。《神农本草经》谓茯苓"味甘、平。主胸胁逆气，忧恚，惊邪恐悸，心下结痛，寒热，烦满，咳逆，止口焦舌干，利小便。久服安魂、养神、不饥、延年"，即茯苓本身就具有治悸动的作用。因此常桂枝甘草龙骨牡蛎汤再加茯苓，茯苓需量稍大。

另一味经常使用的药物就是丹参。《神农本草经》谓丹参"味苦微寒。主心腹邪气。肠鸣幽幽如走水。寒热积聚，破癥除瘕，止烦满益气。一名蝉草。

生山谷"，今人谓丹参"一味丹参饮，功同四物汤"，丹参具有活血补血之作用，因此心病多用。如患者伴有口干、自汗出，考虑为气阴不足者，亦可加党参、麦冬、五味子即合用生脉饮，益气养阴复脉。

另一治疗心动悸的名方就是炙甘草汤。用于治疗阴血不足、阳气虚弱所致的心动悸，阴血不足无以充盈血脉，阳气虚弱无力鼓动血脉，脉气不相接续，故心中悸动。因此方中使用大量生地及阿胶、麦冬、麻仁滋养阴血，再以人参、大枣益心气、补脾气，以桂枝、生姜温养心阳，以复脉定悸。

此案关键点有：

（1）心悸、心慌，入睡困难，为桂枝甘草龙骨牡蛎汤方证。

（2）桂枝与甘草的比例应为 2：1，一般桂枝 20g、炙甘草 10g，或者桂枝 30g、炙甘草 15g。

（3）《神农本草经》记载茯苓主惊邪恐悸，久服安魂、养神，故桂枝配茯苓，治心悸效果更好。

类案

类案 1 蔡某，女，51 岁，2017 年 7 月 31 日初诊。

［**病史**］阵发性心慌、心悸 1 个月余。患者 1 个月前受惊吓后出现阵发性心慌、心悸，心电图示房颤并快速心室率，服用西药不详，服药后症状减轻，但仍有心慌、心悸。刻下症见：偶发心慌、心悸，伴胸闷、口干无口苦，无头晕恶心，纳眠可，二便调。舌淡苔白腻边有齿痕，脉左寸浮、关尺沉细。2 型糖尿病、冠心病病史。

［**处方**］桂枝甘草龙骨牡蛎汤合柴胡桂枝干姜汤加减。

茯苓 50g	桂枝 20g	炙甘草 10g	苍术 10g
柴胡 30g	黄芩 10g	半夏 15g	党参 15g
红枣 15g	天花粉 15g	牡蛎 30g	龙骨 30g
干姜 5g			

3 剂，水煎服，日 1 剂。

二诊：心慌、心悸有所改善，口干减轻，余同前。舌淡苔白腻边齿痕，右脉寸浮代。

［**处方**］上方加白芍 15g、丹皮 15g、桃仁 10g。7 剂，水煎服，日 1 剂。

类案 2 朱某，女，36 岁，2017 年 12 月 7 日初诊。

［**病史**］患者突然自觉心慌心跳，口干，无口苦，手足发麻，自汗出，纳眠可，二便调，舌淡苔白腻，脉沉细结代。心电图示：频发多源房性早搏部分

呈三联律。

[**处方**] 桂枝甘草龙骨牡蛎汤合黄芪桂枝五物汤加减。

黄芪 30g	桂枝 20g	白芍 15g	红枣 15g
麦冬 20g	党参 30g	五味子 10g	煅龙骨 30g
煅牡蛎 30g	炙甘草 10g	丹参 30g	香附 10g

4 剂，水煎服，日 1 剂。

二诊：心悸改善，手足仍麻，余同前。

[**处方**] 前方合当归四逆汤，加当归 10g、细辛 5g、通草 10g，续服 7 剂。

三诊：心悸改善，手足麻稍缓解，仍吸气时觉得累，舌淡苔白腻，脉沉细。二诊原方续服 7 剂。

后继续此二方合用加减调理 10 余剂乃诸症缓解。

类案 3 樊某，女，30 岁，2018 年 4 月 9 日初诊。

[**病史**] 患者近半个月来心悸，伴胸闷，头晕，肝区闷胀，大便偏烂，余无不适。舌淡苔白腻，脉沉细。

[**处方**] 桂枝甘草龙骨牡蛎汤加减。

桂枝 30g	炙甘草 15g	龙骨 30g	牡蛎 30g
郁金 15g	丹参 30g	茯苓 30g	苍术 15g

7 剂，水煎服，日 1 剂。

二诊：心悸明显减轻，仍觉肝区闷胀不舒，手脚易冰凉。舌淡苔白腻，脉沉细弱。

[**处方**] 前方加香附 15g、附子 10g。续服 7 剂。

三诊：诸症减轻，怕冷。前方续服 12 剂。

四诊：基本无心悸。月经量少，继以麻黄附子细辛汤合当归芍药散调月经。

柴桂茯苓丸，痤疮辨证痊

案 邓某，女，29 岁，2017 年 7 月 7 日初诊。

[**病史**] 患者近半年来痤疮反复发作，以后背部为主，此起彼伏，伴瘙痒，疼痛，色暗，口干口苦，多汗，皮肤油脂分泌较多，大便干结，排出困

难，2~3 日 1 次，无腹胀腹痛，小便黄，无恶心呕吐，时头晕头痛，口唇颜色偏暗，月经规律，血块多，舌淡苔白腻，脉弦。

[**处方**] 大柴胡汤合桂枝茯苓丸加减。

柴胡 30g	生大黄 5g	枳实 15g	黄芩 15g
半夏 20g	赤芍 15g	红枣 15g	生姜 3 片
桂枝 10g	茯苓 15g	丹皮 15g	桃仁 10g

5 剂，水煎服，日 1 剂。

二诊：后背痤疮好转，表面已平整，大便已变软，头痛头晕偶发，舌淡苔白腻，脉弦。

[**处方**] 上方加怀牛膝 30g，续服 5 剂。

三诊：后背痤疮进一步好转，无新发，仅剩痘痕，大便正常，偶有肠鸣。舌淡苔白腻，脉弦。上方微调用量后续服 5 剂。

四诊：痤疮基本痊愈，大便稍干。舌淡苔白腻，脉弦。上方微调用量后续服 7 剂。嘱其注意饮食均衡，少食辛辣刺激食物。如无不适不用复诊。

[**辨治体会**] 患者大便干结、口干、多汗、小便黄为阳明内热证，口干口苦、脉弦为少阳证，痤疮色暗、口唇颜色偏暗、月经血块多为血瘀，头晕头痛可以由阳明内热、少阳郁热、血瘀皆可引起，因此此案为少阳阳明合病兼夹血瘀，方选大柴胡汤合桂枝茯苓丸加减。

按：大柴胡汤合桂枝茯苓丸用于少阳阳明合病兼夹血瘀型痤疮，如果痤疮颜色鲜红，伴红肿疼痛，可以合用五味消毒饮（金银花、野菊花、蒲公英、紫花地丁、紫背天葵子）；如果伴有脓头可加入皂角刺等消肿托毒排脓之品；如果瘙痒甚可加荆芥、防风、蒺藜、白鲜皮、地肤子等止痒；如果痤疮为结节型可加夏枯草清热散结。

除了痤疮，临床对于其他少阳阳明合病兼夹血瘀的疾病也常使用大柴胡汤合桂枝茯苓丸加减治疗，比如脑病、心病以及糖尿病、高血压、高脂血症、哮喘等，疗效常出乎意料。兹列举 2 则《胡希恕医论医案集粹》中使用大柴胡汤合桂枝茯苓丸医案。

案 1　大柴胡汤合桂枝茯苓丸加减治疗病毒性脑膜炎案。郭某，男，53岁，门诊病历号 25201。1976 年 7 月 9 日初诊：去年 8 月经腰椎穿刺确诊为病毒性脑膜炎。经西药治疗七八个月仍午后低热，体温为 37.3℃，神情呆滞，语无伦次，记忆力显著减退，两手震颤，走路不稳，伴口苦咽干，大便不爽，日二三行，苔黄厚腻，脉弦滑数，指鼻试验阳性。予大柴胡汤合桂枝茯苓丸加减。柴胡 20g，半夏 12g，黄芩 10g，白芍 10g，桂枝 10g，茯苓 12g，牡丹皮

10g，桃仁 10g，熟军（熟大黄）10g，枳壳 10g，生姜 10g，大枣 4 枚，炙甘草 6g，生石膏 45g。药服 9 剂后，手颤好转，说话较有条理，能自行，大便日一二行，体温在 37℃ 以下，指鼻试验阴性。继治 2 个月，精神及语言正常，除记忆力差外他如常人。

案 2　大柴胡汤合桂枝茯苓丸加减治愈哮喘持续状态案。康某，男，36 岁，门诊病历号 143153，初诊日期为 1964 年 4 月 29 日。病情摘要：3 年前因吃辣椒而发哮喘，虽常服中西药却迄今未愈。冬夏皆犯病，每每因偶尔咳嗽或喷嚏而发作。消化差，大便干燥时为将发之兆。发作时喘满、胸闷、倚息不得卧。曾在长春、沈阳、哈尔滨等各大医院治疗均不见效而来北京治疗。曾用割治疗法、两侧颈动脉体摘除等疗法，皆无效果；又以补肺补肾等方治疗 7 个多月，症状有增无减，告之"虚不受补"。他精神痛苦甚感绝望，到胡希恕先生这里做最后一试。现症：喘闷，胸腹胀满，昼轻夜重，倚息不得卧，口干，便秘，心中悸烦，眠差易醒，苔薄白，脉沉缓。据证已用补虚无效当疑此哮非虚。再看哮喘发作时见胸胁苦满、腹胀、便秘等，稍加仔细分辨即知此证为实证无疑，乃为内有实邪阻肺之哮喘。据证与大柴胡汤合桂枝茯苓丸加减：柴胡 12g，半夏 12g，黄芩 10g，生姜 10g，枳实 10g，炙甘草 6g，白芍 10g，大枣 4 枚，大黄 6g，桂枝 10g，桃仁 10g，茯苓 10g。结果：上药服第 2 剂后症状减轻，服第 3 剂后大便通畅，哮喘未作，胸胁满、腹胀、心中悸烦均息，唯口干不解。原方再进 3 剂遂愈。停用西药氨茶碱等。经两年半随访，未见复发。

此案关键点有：

（1）口干口苦，多汗，大便干结，排出困难，脉弦为大柴胡汤方证；口唇颜色偏暗，月经血块多为桂枝茯苓丸方证。

（2）此案为少阳阳明合病夹血瘀。

类案

类案 1　谌某，女，16 岁，2018 年 3 月 19 日初诊。

［**病史**］患者下颌及鼻周痤疮反复发作 1 年余，口干无口苦，排便困难，大便数日 1 次，质不硬，12 岁月经来潮，月经不规律，血块较多，无痛经，平素脾气急躁易怒，喜食辛辣刺激性食物，纳眠可。舌淡暗苔白腻，右脉寸关弦尺沉。

［**处方**］大柴胡汤合桂枝茯苓丸加减。

柴胡 30g	酒大黄 5g	枳实 15g	黄芩 15g
半夏 20g	赤芍 15g	红枣 15g	生姜 3 片

| 桂枝 15g | 茯苓 30g | 丹皮 20g | 桃仁 15g |
| 薏苡仁 30g | 炙甘草 10g | | |

3 剂，水煎服，日 1 剂。

二诊：痤疮无明显变化，以下颌为主，色红，痒，大便正常，每日 1 次，无口干口苦，脉细。

［**处方**］前方加连翘 20g、蒲公英 20g。续服 6 剂。

三诊：新发痤疮一个，红肿痒痛，其余痤疮皆明显好转，大便正常，口干无口苦。

［**处方**］前方加地丁 20g、银花 20g。续服 7 剂。

类案 2　邓某，男，19 岁，2017 年 7 月 11 日初诊。

［**病史**］患者自高三开始，由于学习压力较大，脸部频繁出现痤疮，经常用手挤压，遗留痘痕较多，曾就诊中、西医院皮肤科，使用外用搽剂及口服药物治疗，效果不满意，故来就诊。刻下症见：脸部痤疮，以两侧颊部为主，色黑，硬结，伴有痘痕，口干偶口苦，多汗，大便正常，小便黄，舌边尖红苔白腻，脉弦。

［**处方**］大柴胡汤合桂枝茯苓丸加减。

柴胡 10g	熟大黄 5g	枳实 15g	黄芩 15g
半夏 20g	赤芍 20g	红枣 15g	生姜 3 片
桂枝 15g	茯苓 30g	丹皮 15g	桃仁 10g
天花粉 15g	煅牡蛎 30g	炙甘草 10g	

3 剂，水煎服，日 1 剂。

二诊：痤疮稍减轻，但服上药后下腹痛，腹泻。

［**处方**］上方去大黄，调整剂量为柴胡 30g、枳实 10g、赤芍 15g，加干姜 5g、薏苡仁 30g，续服 5 剂。

三诊：大便正常，痤疮改变不明显，色黑，质硬。

［**处方**］前方加减。

柴胡 30g	鳖甲 30g	黄芩 15g	半夏 20g
赤芍 30g	熟大黄 5g	桂枝 15g	茯苓 30g
丹皮 15g	桃仁 10g	附子 10g	石膏 30g
砂仁 10g	黄柏 15g	煅牡蛎 30g	

5 剂，水煎服，日 1 剂。

四诊：痤疮减少，颜色变淡，质变软，觉腹胀，余同前。

［**处方**］前方加木香 15g，续服 7 剂。

后坚持治疗 2 个月余，期间加用三棱、莪术等活血破血消癥药，痤疮及痘痕明显改善。

类案 3 黄某，女，30 岁，2018 年 9 月 13 日初诊。

［**病史**］患者长期携其子来就诊，今日其子就诊完后诉其脸上突发痤疮，求一并诊治。刻下症见：两颊及前额散在多个痤疮，色红，伴有瘙痒，不痛，口干口苦，大便干燥，本月月经推迟 5 天未至。舌淡红苔微黄腻，脉弦滑。

［**处方**］大柴胡汤合桂枝茯苓丸加减。

柴胡 30g	酒大黄 5g	枳实 15g	黄芩 30g
半夏 15g	赤芍 15g	红枣 15g	生姜 2 片
桂枝 15g	茯苓 15g	丹皮 30g	桃仁 15g
石膏 30g	薏苡仁 30g		

5 剂，水煎服，日 1 剂。

2 周后再次携其子就诊时痤疮已基本消失。

腹痛有水气，少阴真武汤

案 林某，女，49 岁，2018 年 7 月 18 日初诊。

［**病史**］腹痛腹泻 3 年余。患者经常脐周疼痛，平素大便烂，易腹泻，泻必腹痛，泻后痛减，尤其进食生冷油腻后明显，屡服中西药物不效，行纤维结肠镜检查未见明显异常，经人介绍来诊。刻下症见：脐周疼痛，以闷痛为主，喜温喜按，胃胀，纳差，无口干口苦，大便偏烂，小便频，口唇色暗，舌淡苔白腻，脉沉细。

［**处方**］真武汤加减。

附子 15g	白芍 15g	苍术 15g	茯苓 30g
木香 15g	砂仁 10g	干姜 10g	党参 20g
陈皮 15g	防风 15g	炙甘草 10g	丹参 30g

7 剂，水煎服，日 1 剂。

二诊：平素腹痛减轻，诉每日晨起腹痛腹泻，无小便频，胃胀基本消失，舌淡苔白腻，脉沉弱。

[**处方**]前方合四神丸加减。

附子 15g	白术 15g	白芍 15g	陈皮 15g
防风 15g	木香 15g	砂仁 10g	肉豆蔻 10g
补骨脂 15g	茯苓 30g	五味子 10g	吴茱萸 5g
党参 20g			

15 剂，水煎服，日 1 剂。

三诊：仍腹闷痛，但较前明显减轻，晨起腹泻次数有所减少，舌淡苔白腻，寸浮关尺沉。

[**处方**]上方党参增至 30g。续服 5 剂。

后改膏方调理，前后治疗约 3 个月余，诸症基本痊愈。

[**辨治体会**]患者脐周疼痛、喜温喜按、小便频、脉沉细为少阴病，胃胀、纳差、大便烂、经常脐周疼痛为太阴病，舌淡苔白腻、脉沉为阳虚水不气化、痰饮内停。因此此案为少阴太阴合病夹水饮。《伤寒论》原文第 316 条："少阴病，二三日不已，至四五日，腹痛，小便不利，四肢沉重疼痛，自下利者，此为有水气。其人或咳，或小便利，或下利，或呕者，真武汤主之。"因此方选真武汤加减，将方中生姜易干姜，再加党参、甘草即合理中丸温中健脾；加木香、砂仁行气消胀；加陈皮、防风即合痛泻要方补脾柔肝，祛湿止泻；且方中暗合甘草干姜汤可以治疗小便频数；加丹参者，以其口唇色暗，且寒凝血脉，加丹参活血通络止痛。方证药证对应，二诊时患者诸症减轻，然每日晨起腹痛腹泻为四神丸方证，因此在初诊方基础上合用四神丸。三诊时患者腹闷痛明显减轻，腹泻亦减少，党参增至 30g 以增强健脾益气之功效。患者腹痛 3 年余，日久不能速愈，现已症状大减，故将此方做成膏方，每日服用，以健脾补肾、温阳化气，前后治疗约 3 个月余，诸症基本痊愈。

按：真武汤、小建中汤、当归建中汤、黄芪建中汤、大建中汤都可以用于虚寒性腹痛，然各方证不同，需要鉴别。真武汤方中附子温阳，茯苓、白术利水祛湿，生姜温胃散寒行水，白芍缓急止痛，主要用于下焦阳虚寒湿型腹痛，伴或不伴腹泻，可见小便不利、四肢沉重等水湿内停征象，一般舌淡苔白腻、脉沉。小建中汤主要用于中焦虚寒腹痛，以拘急性疼痛为主，方中白芍、甘草、饴糖缓急止痛，可伴有喜温喜按、恶风寒等症，舌淡苔白，脉细弦。当归建中汤为小建中汤加入当归而成，《名医别录》言当归"主温中止痛，除客血内塞"，有养血活血止痛之作用，故当归建中汤用于小建中汤方证伴见血虚血瘀者，常腹中刺痛或少腹拘急，痛引腰背者甚宜。黄芪建中汤为小建中汤加入黄芪而成，《名医别录》言黄芪"补丈夫虚损，五劳羸瘦，止渴，腹痛泄利，益气，利阴气"，用于小建中汤方证伴见汗出恶风明显或黄疸、黄汗者。大建中汤方中有蜀椒、干姜，《名医别录》言蜀椒"大热，主除五脏六腑寒冷"，言干姜"大热，主治寒冷腹痛"，因此大建中汤主要用于腹中寒甚，腹中剧痛，疼痛拒按，伴呕逆不能食者。

此案关键点有：

（1）腹痛，喜温喜按，大便烂，小便频，舌淡苔白腻，脉沉细为真武汤方证。

（2）此案为少阴太阴合病夹水饮。

类案

类案 1 谢某，女，59岁，2018年3月7日初诊。

［**病史**］患者前日腹泻，泻下水样便，自行服用黄连素后好转，昨日开始已无泻下水样便，然下腹闷痛，纳差，嗳气，鼻塞，怕冷，手足凉，无口干口苦，小便正常，眠可。舌淡暗苔白腻，脉沉细。

［**处方**］真武汤加减。

附子 15g	苍术 15g	茯苓 30g	干姜 10g
党参 20g	木香 15g	砂仁 10g	白芍 10g
葛根 30g	陈皮 20g	厚朴 20g	炙甘草 10g

5剂，水煎服，日1剂。

二诊：下腹闷痛已止，夜间口干，少食易饱，大便偏烂，手足冰冷，经常感冒，舌淡苔白，脉沉细。

［**处方**］去厚朴，加薏苡仁30g。续服7剂。

三诊：腹痛未做，大便已不烂，手冷，足尚可，无口干，咳嗽，伴气喘气短，舌暗淡苔白腻，右寸浮关尺沉。易方治疗咳嗽。

类案 2 梁某，女，48岁，2018年8月9日初诊。

［**病史**］患者乙肝病史，现腹痛伴肝区疼痛，大便烂，无口干及口苦，觉口中淡，胃胀，嗳气，无反酸，月经量多，色淡，无血块，怕冷怕风，多汗，入睡困难，多梦易醒，夜尿频，约3~4次，舌淡苔白腻，脉沉弦。

［**处方**］真武汤加减。

附子 15g	苍术 15g	茯苓 30g	白芍 15g
柴胡 15g	党参 30g	干姜 10g	陈皮 15g
白术 15g	肉桂 10g	煅龙骨 30g	煅牡蛎 30g
炙甘草 10g	木香 15g	砂仁 10g	

7剂，水煎服，日1剂。

二诊：腹痛有所减轻，肝区闷痛，大便正常，夜尿减少，口干无口苦，余同前。

[**处方**] 前方加减。

附子 15g	苍术 15g	茯苓 30g	白芍 15g
柴胡 15g	当归 10g	香附 15g	青皮 15g
川芎 15g	肉桂 10g	龙骨 30g	牡蛎 30g
炙甘草 10g	木香 15g	砂仁 10g	

7剂，水煎服，日1剂。

三诊：腹痛及肝区疼痛明显减轻，口苦涩、稍干，睡眠好转。

[**处方**] 上方附子、白芍减为10g，加黄芩30g，续服7剂。

四诊：胃反酸，余症皆除。

[**处方**] 上方加海螵蛸30g，续服5剂。

类案3 范某，男，15岁，2018年8月22日初诊。

[**病史**] 患者为本院职工之子，在外地求学，饮食稍有不慎则易腹痛腹泻，甚则如水样，平素大便亦不成形。现暑假回家欲趁机调理。刻下症见：无腹痛腹泻，大便烂，不成形，脘腹稍胀，纳差，余无明显不适。舌淡苔白，脉沉。

[**处方**] 真武汤加减。

附子 10g	苍术 15g	白芍 15g	木香 15g
砂仁 10g	茯苓 30g	党参 30g	陈皮 10g
炙甘草 10g			

5剂，水煎服，日1剂。

后又赴外地求学，感觉肠胃明显比之前好转，腹痛腹泻次数减少。

下肢挛急痛，芍甘附子汤

案 李某，女，70岁，2018年3月1日初诊。

[**病史**] 患者双下肢易痉挛，近1周来痉挛加重，每天1~2次，以夜间睡

眠时为主，伴手脚冰凉，口干，稍口苦，无多汗，食后腹胀，大便偏烂，日2次，眠稍差。舌淡苔白，脉右寸弦缓关尺沉。

[**处方**] 芍药甘草附子汤加减。

| 附子 15g | 白芍 15g | 炙甘草 15g | 黄芩 10g |
| 砂仁 10g | 木香 15g | | |

3剂，水煎服，日1剂。

二诊：小腿痉挛次数减少，偶痉挛，且痉挛程度较前减轻，双下肢冰凉缓解，大便日1次，偏软，仍口干，舌淡苔薄白，脉沉细。

[**处方**] 上方去黄芩、木香、砂仁，合当归四逆汤加减。

附子 15g	白芍 20g	炙甘草 20g	当归 10g
细辛 5g	通草 10g	桂枝 10g	红枣 15g
麻黄 5g			

3剂，水煎服，日1剂。

三诊：服药期间无痉挛，双下肢冰凉亦缓解，昨日感冒后咽痛，先疗其感冒。

后痉挛复发，再予前方治疗而愈。

[**辨治体会**] 患者为老年人，肾阳衰微，津液亏虚，筋脉失养，故而易痉挛。夜间多发者因其夜间阳气弱也，手脚冰凉亦为阳虚阳气不达四末，口干者阳不化气，津液不能上乘所致。《伤寒论》条文第29条："伤寒，脉浮，自汗出，小便数，心烦，微恶寒，脚挛急……若厥愈足温者，更作芍药甘草汤与之。其脚即伸。"因此可选芍药甘草汤以缓其挛急，芍药、甘草酸甘化阴，濡养筋脉，加附子以复其阳，即芍药甘草附子汤。加黄芩者因其口干、稍口苦，为上焦虚火，用黄芩清之；加木香、砂仁者，以其食后腹胀、大便烂，为脾虚气滞湿阻，用木香、砂仁行气导滞，醒脾化湿。诸药合用，标本兼治，药仅3剂患者症状即明显改善。二诊时患者挛急明显减少，双下肢冰凉，考虑为当归四逆汤方证，故而合用当归四逆汤。

按：对于芍药甘草附子汤，《伤寒论》原文为第68条："发汗病不解，反恶寒者，虚故也。芍药甘草附子汤主之。"此条文虽未明言此方治痉挛性疾病，然芍药甘草汤条文中已经提及，此方只是在芍药甘草汤基础上加入附子而成。《神农本草经》中言附子："味辛，温。主治风寒咳逆，邪气，温中，金创，破癥坚积聚，血痕，寒湿踒躄，拘挛，膝痛不能行走。"因此附子本身即具有缓解"拘挛"的作用。因此芍药、甘草、附子亦能治疗痉挛无疑。此处条文较简略，联系上下文可理解为：伤寒发汗后津液受损，而病不解，阳气随津液亡失，陷入阴证，故而较发汗前恶寒更甚，此为津液、阳气虚的原因，如有拘急挛痛类疾病，可以用芍药甘草附子汤主之。临床使用时也不一定非要在发汗后，只要发生在津液亡失后，比如失血、呕吐、下利等，或者素体阴阳不足之人，尤其是老年人都可使用。如夹有痰湿者可加茯苓、苍术利湿祛水，即为真武汤加减，如合病血瘀者，可合用桂枝茯苓丸或当归芍药散加减。

另外，《伤寒杂病论》中芍药一般即为今之白芍。《神农本草经》谓芍药："主治邪气腹痛，除血痹，破坚积，寒热，疝瘕，止痛，利小便，益气。"可见白芍除今认为养血敛阴、柔肝止痛外，还有破坚积、利小便等功能。白芍利小便、止痛常用剂量为 15~30g，破坚积或痛甚常用剂量为 30~60g。

此案关键点有：

（1）肌肉痉挛为芍药甘草汤方证，阳虚者加附子。

（2）白芍利小便、止痛常用剂量为 15~30g；破坚积或痛甚常用剂量为 30~60g。

（3）芍药甘草汤药物比例为：白芍与甘草 1:1 比例。

类案

类案 1　朱某，男，52 岁，2018 年 8 月 13 日初诊。

[**病史**] 患者因剑突下闷痛、口腔扁平苔藓在我科就诊，服用中药后闷痛消失，口腔扁平苔藓逐渐好转，然近期出现双下肢易痉挛，求一并诊治。刻下症见：面色晦暗，下肢易痉挛，腹痛，大便偏烂，口苦，无口干，纳差，乏力，口腔双侧扁平苔藓，小便正常。舌淡苔白厚腻，脉沉弦。

[**处方**] 芍药甘草附子汤加减。

附子 15g	白芍 15g	炙甘草 10g	党参 20g
木香 15g	砂仁 10g	陈皮 15g	茯苓 30g
柴胡 20g	黄芩 15g	苍术 15g	

7 剂，水煎服，日 1 剂。

二诊：服药期间无痉挛，大便正常，上腹痛，口腔两侧苔藓明显减少，舌淡苔白，脉沉弦。

[**处方**] 上方增加剂量至附子 20g、陈皮 20g，再加薏苡仁 30g，续服 7 剂。

类案 2　吴某，女，72 岁，2018 年 8 月 14 日初诊。

[**病史**] 患者左脚常无明显诱因出现抽筋，多汗，出汗以后背前胸为主，虽值盛夏，酷热难耐，然不胜空调，白天靠风扇降温，夜间风扇亦不用，无口干口苦，眠差，入睡困难，偶心悸，无头晕，纳可，二便正常。舌淡苔少，脉

沉细。

［处方］芍药甘草附子汤加减。

附子 15g	白芍 20g	炙甘草 10g	红枣 15g
苍术 15g	茯苓 30g	桂枝 20g	煅龙骨 30g
煅牡蛎 30g			

7 剂，水煎服，日 1 剂。

后服用膏方治疗 1 个月余，无脚痉挛，余症皆减。

类案 3 谢某，女，64 岁，2018 年 8 月 15 日初诊。

［病史］患者双下肢痉挛反复发作 1 年余，自行服用钙剂补钙效果不明显。刻下症见：疲劳，乏力，头痛头晕，胸闷，胃胀顶气，腰部、颈部酸痛，全身关节疼痛，纳眠尚可，二便正常。舌淡苔白，脉弦缓。

［处方］芍药甘草附子汤合真武汤加减。

附子 15g	白芍 15g	炙甘草 10g	桂枝 15g
苍术 15g	茯苓 30g	干姜 10g	陈皮 30g
枳实 10g	怀牛膝 30g		

7 剂，水煎服，日 1 剂。

二诊：诉全身关节痛消失，仅抽筋 1 次，头痛、头晕明显减轻，腰颈痛减，胸闷及胃胀气顶减，舌淡苔白腻，脉弦。

［处方］上方加泽泻 30g，续服 7 剂。

三诊：诸症好转明显，舌淡苔白，脉弦。

［处方］上方附子增至 20g，再加川断 20g、桑寄生 20g，续服 7 剂。

四诊：觉头痛，余症均明显改善，舌淡苔白腻，脉弦。

［处方］上方再加川芎 30g，续服 7 剂。

知犯何逆，随证治之

案 1 高某，女，54 岁，2017 年 9 月 13 日初诊。

［病史］患者无明显诱因突发脚底双侧涌泉穴疼痛，伴怕冷怕风，腰背痛，双膝关节痛，纳可，出汗多，小便可，大便不成形，入睡困难，舌淡苔白

腻，脉沉细。

[**处方**] 真武汤加减。

附子 15g	白芍 20g	茯苓 30g	苍术 15g
怀牛膝 30g	葛根 50g	煅龙骨 30g	煅牡蛎 30g
羌活 15g	独活 15g	干姜 5g	炙甘草 10g

7 剂，水煎服，日 1 剂。

二诊：各种疼痛改善，现怕冷怕风，大汗出，大便不成形，咽痒有痰，心悸，入睡困难。舌淡苔白腻，脉沉细。

[**处方**] 桂枝汤加黄芪加减。

炙黄芪 30g	桂枝 15g	白芍 20g	生姜 5 片
红枣 15g	防风 10g	浮小麦 30g	炙甘草 10g
白术 20g	煅龙骨 30g	煅牡蛎 30g	茯苓 30g

5 剂，水煎服，日 1 剂。

三诊：诸症缓解，继续调理体质。

[**辨治体会**] 怕冷怕风，腰背痛，双膝关节痛，大便不成形，舌淡苔白腻，脉沉细为阳虚寒湿的征象，其病机为少阴阳气不足，寒饮内停，与真武汤方证相合，因此方选真武汤加减。患者双侧涌泉穴疼痛，涌泉穴为足少阴肾经井穴，《灵枢·九针十二原》云"所出为井"，阳虚寒湿内停，水饮不能由此出入体表故而本穴疼痛。《伤寒论》第 316 条："少阴病，二三日不已，至四五日，腹痛、小便不利，四肢沉重疼痛，自下利者，此为有水气。其人或咳，或小便利，或下利，或呕者，真武汤主之。"患者睡眠困难且伴有多汗加煅龙骨、煅牡蛎，敛汗安神。临床使用龙骨、牡蛎时，如果伴有多汗症状则使用煅龙骨、煅牡蛎，如果无多汗症状则使用生龙骨、生牡蛎。加羌活、独活祛风除湿止痛，加怀牛膝以壮腰肾。加干姜、炙甘草暗合甘姜苓术汤以增强温阳化饮之力，缓解腰背双膝之疼痛。二诊时患者各种疼痛改善，但是怕冷怕风明显，大汗出，为表虚的症状，因此选用桂枝汤加减。加黄芪、防风、浮小麦益气固表止汗。患者心悸为饮停心下，因此加白术、茯苓暗合苓桂术甘汤祛饮止心悸。加煅龙骨、煅牡蛎敛汗安神。三诊时患者双侧涌泉穴疼痛痊愈，各种症状缓解。

后观《黎庇留经方医案》中《足心痛之真武证》一案，与此案类似，不禁拍案叫绝，两案相隔数十年，却思路一致。兹摘录如下："龙田坊吴某，在港为雇工，中年人，患脚板底痛，不能履地，面白，唇舌白；胃减。屡医不效，因返乡关，就诊于予。问其有花柳余患乎？曰：前治花柳，服清凉败毒剂，今则痊愈矣。予曰：足心为涌泉穴，是肾脉所发源者。肾败则痛，不能履地也。先以真武加茵陈，令其余邪从小便而解。继以真武，连服十余剂而愈。"

案2 邓某，男，50岁，2018年3月6日初诊。

患者近日无明显诱因突然脚底出现热辣感，右脚为甚，双脚外观正常，无红肿疼痛，口干无口苦，肩背部酸痛，肝区闷痛，夜间汗多，大便偏烂，口唇色暗，舌淡暗苔少，脉沉细。

[**处方**] 小柴胡汤合三物黄芩汤加减。

柴胡 25g	黄芩 15g	桂枝 10g	炙甘草 10g
干姜 10g	葛根 30g	生地黄 15g	羌活 15g
姜黄 15g	党参 20g	苍术 15g	白芍 10g
红枣 15g			

3剂，水煎服，日1剂。

二诊：脚底热辣感和肝区闷痛明显减轻，肩背部酸痛消失，夜间汗出减少，大便烂明显改善，口唇色暗，舌淡暗苔薄白，脉沉细。原方续服5剂。

三诊：诸症进一步减轻，口唇色暗，舌淡暗苔少，脉沉细。

[**处方**] 去羌活，加附子15g、桃仁10g、丹皮15g。续服7剂，愈。

[**辨治体会**] 患者肝区闷痛即胸胁苦满，《伤寒论》第101条："伤寒中风，有柴胡证，但见一证便是，不必悉具。凡柴胡汤病证而下之；若柴胡证不罢者，复与柴胡汤，必蒸蒸而振，却复发热汗出而解。"对于柴胡四大证——往来寒热、胸胁苦满、嘿嘿不欲饮食、心烦喜呕，这四个证见到其中一个就可以判断为柴胡证，不需要其他症状辅助判断，因此此案患者可选用小柴胡汤。方中半夏主要作用是降逆止呕，此案患者并无恶心呕吐或者欲吐的症状，因此可以不用半夏。易生姜为干姜，再加桂枝，暗合柴胡桂枝干姜汤之意，寒热同调。患者肩背部酸痛，加葛根、羌活、姜黄、苍术祛风除湿、解肌止痛，同时兼治疗大便偏烂。患者脚底热辣、口干、夜间汗多考虑为阴虚有热，因此加生地黄，合方中黄芩即取三物黄芩之意，因方中苦参味苦患者不易接受故不用。此方出自《金匮要略·妇人产后病脉证并治》："附方《千金》三物黄芩汤治妇人草蓐，自发露得风，四肢苦烦热，头痛者，与小柴胡汤，头不痛但烦者，此汤主之。"患者脚底热辣可理解为条文中的四肢苦烦热。服用3剂患者肩背部酸痛消失，脚底热辣感和肝区闷痛以及其他症状明显减轻。效不更方，续服5剂。三诊时患者各种症状已不明显，尤其是肩背部酸痛完全消失，因此去羌活，考虑患者肝区闷痛、大便烂、口唇暗舌淡暗、脉沉细，为阳虚血瘀，因此

加附子 15g 温阳，加桃仁 10g、丹皮 15g 暗合桂枝茯苓丸活血化瘀。

按："知犯何逆，随证治之"为张仲景《伤寒论》一书精髓所在。与之相关条文共有两条，一条是第 16 条"太阳病三日，已发汗，若吐、若下、若温针，仍不解者，此为坏病，桂枝不中与之也。观其脉证，知犯何逆，随证治之。桂枝本为解肌，若其人脉浮紧、发热、汗不出者，不可与之也。常须识此，勿令误也"，一条是第 267 条"若已吐、下、发汗、温针，谵语，柴胡汤证罢，此为坏病。知犯何逆，以法治之"。两条都是讲疾病在汗、吐、下不得法，误治之后的治疗方法。误治之后变证丛生，同样的误治，不同人病情变化不同，因此需要根据不同人误治之后不同的表现来辨证治疗。因此徐灵胎称其为"救误之书"。然而"知犯何逆，随证治之"并不局限于救误，其实它讲的是所有疾病的治疗思路，对所有疾病都是适合的，其实就是据证选方、因证立法，方证对应、治病必求于本的意思。正如以上两个医案，初看都觉得无从下手，但是仔细分析，明辨方证，却发现其实并未出六经范畴。只要按照六经辨证规律——辨析就会迎刃而解，药到病除。

弟子临证发挥

- ◎ 阴阳相得，其气乃行
- ◎ 水肿半年经方 5 剂治愈
- ◎ 反胃呕吐伴尿频案

阴阳相得，其气乃行

案 李某，女，42岁，2019年9月27日初诊。

[**病史**] 患者今年来身体多处不适，经常头痛、牙痛、身体疼痛、疲劳、失眠等，前段时间在我处中药治疗后好转。然近1周来腹胀异常，痛苦不堪，因有事今日方来就诊，刻下症见：脘腹胀满，纳差，不欲食，无恶心及呕吐，时嗳气，口干口苦不明显，怕冷，大便偏溏，小便偏黄，眠差，舌淡苔白腻，脉沉。初诊考虑为痞证。

[**处方**] 茯苓饮合半夏泻心汤加减。

党参 15g	茯苓 30g	苍术 15g	陈皮 30g
木香 10g	砂仁 10g	枳实 15g	干姜 5g
半夏 15g	黄连 5g	黄芩 15g	炙甘草 10g
红枣 15g	柴胡 20g	白芍 15g	

3剂，水煎服，日1剂。

二诊：腹胀，纳差无改善，偶胃痛，情绪不佳时明显，其余症状亦同前。

[**处方**] 易方小柴胡汤合枳橘姜汤加减。

柴胡 30g	黄芩 15g	半夏 15g	党参 10g
炙甘草 10g	红枣 10g	枳实 15g	陈皮 30g
木香 15g	砂仁 10g	川楝子 10g	旋覆花 15g
生姜 3 片			

5剂，水煎服，日1剂。

三诊：腹胀、纳差仍无缓解，触诊胃脘部胀满坚硬，右上腹压痛，右侧后背酸痛，大便黏、臭，小便黄，口淡，无口干及口苦，咽干不痛，眠差，疲倦，舌淡苔白腻齿痕，脉沉。

[**处方**] 遂改用桂枝去芍药加麻黄附子细辛汤加减。

麻黄 5g	制附子 10g	细辛 5g	桂枝 15g
炙甘草 10g	红枣 15g	茯苓 30g	苍术 15g
柴胡 30g	黄芩 15g	龙骨 30g	牡蛎 30g

3剂，水煎服，日1剂。

四诊：患者服药第 2 日即微信告知"又活过来了"，诸症明显缓解。服完药后复诊：腹胀明显减轻，大便成型，右侧身痛好转，其余诸症也都明显减轻。

[处方]前方加枳实 15g、陈皮 30g，续服 3 剂。愈。

按：患者初诊时腹胀、嗳气、大便偏溏、小便偏黄、舌淡苔白腻、脉沉为半夏泻心汤方证；腹胀，纳差，不欲食为茯苓饮方证，故而两方合用，再加木香、砂仁行气调中，和胃醒脾；加柴胡、白芍即合四逆散之意，调和肝脾。然患者服用之后症状缓解并不明显，考虑要么是药不对症，要么是服用时间过短，询问病情发现患者病情与情绪相关，情绪不佳时明显，因此易方小柴胡汤合枳橘姜汤加木香、砂仁，再加川楝子行气止痛，旋覆花降逆气，仍以和解少阳、行气消痞为主，续服 5 剂。三诊时患者症状仍不见缓解，触诊胃脘部胀满坚硬，右上腹压痛，不禁想起《金匮要略·水气病脉证并治》第 31 条"气分，心下坚，大如盘，边如旋杯，水饮所作，桂枝去芍药加麻黄细辛附子汤主之"。其因有三：第一，从字面上简单对应则为患者腹胀属于气分，舌淡苔白腻、脉沉为水饮征象，与此条文相合。第二，深究"气分"的含义，则此条文之前第 30 条则有论述："师曰：寸口脉迟而涩，迟则为寒，涩为血不足。趺阳脉微而迟，微则为气，迟则为寒。寒气不足，则手足逆冷；手足逆冷，则荣卫不利；荣卫不利，则腹满肠鸣相逐，气转膀胱，荣卫俱劳。阳气不通即身冷，阴气不通即骨疼；阳前通则恶寒，阴前通则痹不仁；阴阳相得，其气乃行，大气一转，其气乃散；实则失气，虚则遗尿，名曰气分。"可见"气分"就是由"寒""血不足""气不足"导致的"腹满肠鸣相逐，气转膀胱""阳气不通""阴气不通"，其治疗原则为"阴阳相得，其气乃行，大气一转，其气乃散"。本案患者既往即因身体疼痛、怕冷等诸多症状就诊，为阳虚、寒湿体质，此次腹胀满亦为寒湿内阻、气血不行有关，单纯行气消胀效果不能见效。治疗必须温阳化饮，使"阴阳相得，其气乃行"。第三，桂枝去芍药加麻黄细辛附子汤由桂枝去芍药汤和麻黄细辛附子汤组成。桂枝汤又名"阳旦汤"，为阳气初生之意，属于太阳病，麻黄细辛附子汤为少阴病，二者合用，太阳、少阴同调，使阴阳相得。去芍药者以其味酸、微寒，胸满、阳衰微寒之证不宜使用，正如《伤寒论》第 21、22 条"太阳病，下之后，脉促，胸满者，桂枝去芍药汤主之""若微寒者，桂枝去芍药加附子汤主之"。然最终此方是否对证还需看疗效，患者服药第 2 日即告知"又活过来了"，诸症明显缓解，说明方证对应，取效乃速。

虽然部分学者认为《金匮要略·水气病脉证并治》第 31 条"气分，心下坚，大如盘，边如旋杯，水饮所作，桂枝去芍药加麻黄细辛附子汤主之"和32条"心下坚，大如盘，边如旋盘，水饮所作，枳术汤主之"两条类似，可能有错简之处，倾向于后条正确，但是此二条并非完全一致，有一字之差，仲景原意已无法知晓，临证使用，有效即可。我常说"世间之病，只分阴阳"，越是复杂疾病越是如此，需整体把握，平衡阴阳，方能药到病除。

水肿半年经方 5 剂治愈

案 杨某，男，81 岁，2019 年 5 月 5 日初诊。

［**病史**］患者双下肢水肿 5 个月余，曾屡服中西药物及住院治疗未见明显消退，各种检查提示血糖升高外无其他明显异常，抱试一试心态来诊。刻下症见：双下肢水肿，按之凹陷，无疼痛，无麻木，无口干口苦，但觉口咸，咳嗽，早起明显，痰难出，白色泡沫痰，伴气喘，气短，自觉走路摇摆，无怕冷怕风，小便频，量少，无尿不适，大便正常，眠可，舌淡苔白腻，脉左浮滑右弦滑。予双下肢动静脉彩超提示未见明显异常。

［**处方**］防己黄芪汤合防己茯苓汤加减。

茯苓 30g	防己 15g	黄芪 15g	桂枝 15g
甘草 10g	苍术 15g	杏仁 15g	红枣 10g
仙鹤草 30g	益母草 30g	细辛 5g	干姜 5g
五味子 10g	桔梗 10g		

6 剂，水煎服，日 1 剂。

二诊：诉服前 3 剂时病情毫无变化，第 4 剂时水肿开始明显消退，6 剂服完，已无水肿。咳嗽减轻，但仍咳嗽，查血常规：白细胞 12.8×10^9/L，血糖 11.1mmol/L，且胸椎骨折未愈合，咳嗽时疼痛剧烈，转外院住院治疗，期间腿肿无反复。

按： 此案患者不明原因水肿，且年龄较大，本身并不抱治愈想法，只是听人介绍过来一试。双下肢水肿首先想到的就是防己茯苓汤、防己黄芪汤、五苓散、真武汤等方剂。患者水肿、小便频，舌淡苔白腻，脉左浮滑右弦滑，为水饮内停征象。患者无怕冷怕风，脉微细，但欲寐等少阴证，故而暂不用真武汤；患者虽有小便不利，然无口渴，不完全是五苓散证。患者双下肢水肿，在腰以下，据条文"防己黄芪汤治风水，脉浮为在表，其人或头汗出，表无他病，病者但下重，从腰以上为和，腰以下当肿及阴，难以屈伸"可选防己黄芪汤。防己茯苓汤条文"皮水为病，四肢肿，水气在皮肤中，四肢聂聂动者，防己茯苓汤主之"也与此案相合。患者自觉走路摇摆，其症似"身为振振摇"，"伤寒，若吐、若下后，心下逆满，气上冲胸，起则头眩，脉沉紧，发汗则动经，身为振振摇者，茯苓桂枝白术甘草汤主之"，故而三方合用之，亦包含半张五苓散。患者咳嗽白色泡沫痰，合用苓桂五味姜辛汤，痰液难排加桔梗排痰。另加仙鹤草、益母草者，二者大量使用皆有活血利水消肿之功用。方中红枣的使用参考《经方实验录》附录中《论大枣之主治》一文，取其摄持胃中津液的作用，使祛水而不伤胃中津液。

虽说经方之效常"一剂知，三剂愈"，然病情有别，所需时间亦不一样，此案患者便是。服药3剂时患者致电说服完3剂毫无变化问要不要易方，吾亦以为无效，但坚持让患者服完6剂再复诊，没想到从第4剂开始水肿即明显消退，6剂服完，已无水肿。因此即便药物对证，也需要时间，需要量变到质变的过程，不能一概以"一剂知，三剂愈"来判断疗效。

反胃呕吐伴尿频案

案 陈某，女，25岁，2018年10月22日初诊。

[**病史**]患者近半年来恶心，食后易吐，曾屡服中药及住院治疗，未见明显好转，住院期间行胃镜检查提示浅表性胃炎，其余各项检查均未见明显异常。后经人介绍来诊，刻下症见：精神萎靡，恶心，不欲饮食，强食则吐，自觉胃热，胃胀，反酸，口干欲饮，口苦，尿频，量多，夜尿5~6次，无尿痛等排尿不适，右侧肝区隐痛，头晕，睡眠差，怕冷怕风，大便稀溏。舌淡苔白，脉沉。

[**处方**]小柴胡汤合半夏泻心汤加减。

柴胡 30g	黄芩 20g	半夏 15g	党参 15g
炙甘草 20g	生姜 5g	大枣 10g	黄连 5g
干姜 5g	海螵蛸 15g	煅龙骨 30g	煅牡蛎 30g

3剂，水煎服，日1剂。

二诊：患者服上药后一直未复诊，2个月后突然来诊，诉服上药后尿频痊愈，胃部症状好转，因较忙故未复诊。近几日因压力较大，病情复发，但诸症均较前次为轻。刻下症见：纳差，不欲饮食，食后呕吐，口干欲饮，胃闷胀，自觉憋气，尿频，大便时干时稀，无口苦及肝区痛，舌暗苔薄白，脉沉数。

[处方]半夏泻心汤合茯苓泽泻汤加减。

半夏 15g	黄连 5g	黄芩 15g	干姜 10g
炙甘草 20g	大枣 10g	党参 15g	陈皮 30g
枳实 15g	茯苓 30g	泽泻 15g	桂枝 15g
白术 15g	桑螵蛸 15g		

1剂，水煎服，日1剂。

患者要求只开1剂中药，服后有效再自行购买。后微信告知服完1剂后病情大减，自行照方购买3剂服用后痊愈。

按：患者初诊时虽症状较多，但基本可以分为两部分，一部分是胃肠症状，一部分是小便不利症状。胃肠症状又分两部分：恶心，不欲饮食，强食则吐，口干欲饮，口苦，右侧肝区隐痛，为小柴胡汤方证；自觉胃热，胃胀，反酸，大便稀溏为半夏泻心汤方证。尿频，量多，夜尿5~6次为中焦虚寒，上不制下，土不制水所致，为甘草干姜汤方证，半夏泻心汤中即包含了甘草干姜汤。因此此案方选小柴胡汤合半夏泻心汤加减即可。加海螵蛸以制酸止痛，加龙骨、牡蛎安神助眠，煅用取其收涩之性。因患者之前曾住院治疗，也曾服用中药未见好转，并未曾想能3剂治愈，直至患者2个月后复诊，方惊叹经方疗效之神奇。二诊时患者症状与初诊类似，然程度较前轻，无口苦及肝区痛故未用小柴胡汤，本次就诊食后呕吐，口干欲饮，故而想到条文"胃反，吐而渴欲饮水者，茯苓泽泻汤主之"。与本案甚合，故而用之。患者胃闷胀，尿频，大便时干时稀，同初诊选用半夏泻心汤。患者纳差、不欲饮食，自觉憋气，加枳实、陈皮即暗合茯苓饮和枳橘姜汤，加桑螵蛸以助甘草干姜汤治其尿频。二诊方之疗效优于初诊方，患者服4剂后，诸症痊愈，随访1年余未复发，因已被此病折腾大半年，诉"没想到自己的病能好"。

后又遇另一患者，与此案类似：王某，女，32岁，2019年10月29日初诊。近1个月来，不欲饮食，食后恶心欲吐，但未呕吐，自觉胃胀，口干，口苦，无反酸烧心，尿频，尿不尽感，无尿痛及小便灼热，小腹闷痛，左侧腹股沟痛，月经量少，大便正常，舌淡苔白腻，脉沉。该患者症状也是可分为两组，一组胃肠道症状和小便不利症状。包含小柴胡汤、半夏泻心汤、茯苓饮、甘草干姜汤、五苓散等方证，给予诸方合用加减如下：柴胡30g，黄芩15g，半夏 15g，党参 15g，炙甘草 10g，干姜 5g，红枣 15g，陈皮 15g，枳实 15g，茯苓 30g，泽泻 20g，白术 15g，木香 10g，砂仁 6g，桂枝 10g。服药 5 剂后痊愈。因此虽然有时患者症状很多，但是仔细归类却是由一个个方证组成的。还有一个有趣的现象，就是只要方证辨对了，比如两个方剂合用，处方里可能刚好就包含了第三、第四个方剂，而这第三、第四个方剂的方证又刚好与病情相符。比如本案中陈某初诊时虽然方选的是小柴胡汤合半夏泻心汤，但其实也包含了生姜泻心汤、甘草干姜汤，此二方方证刚好也与病症相合；二诊时虽方选半夏泻心汤合茯苓泽泻汤，但其实处方写出来后发现也包含了茯苓饮、枳橘姜汤、五苓散、甘草干姜汤等，皆与病症相扣，无需再刻意合方。王某案中也是，简单的药味，可以组合出多个方剂，都紧扣病因病机，这也是方证对应的一种表现。

附

临证简案 36 则

案1 黄某，男，53 岁，2017 年 5 月 16 日初诊。

［**病史**］患者自觉胃顶气，咽喉总觉有痰，无嗳气反酸，大便干结，日 1 次，小便色黄，无口干口苦，入睡困难，易醒，醒后不易入睡。舌淡胖苔白腻，脉弦。胃镜示：胃窦炎伴肠化生。

［**处方**］橘枳姜汤合半夏厚朴汤合竹叶石膏汤加减。陈皮 30g，枳实 15g，厚朴 15g，苍术 20g，白术 20g，淡竹叶 15g，石膏 40g，党参 30g，法半夏 15g，苏梗 15g，茯苓 10g，生姜 3 片。6 剂，水煎服，日 1 剂。

二诊：胃顶气明显改善，容易入睡，乏力，大便干结，舌淡苔白腻，脉弦细。

［**处方**］上方易苍术为白术 45g，石膏减量为 30g，续服 7 剂。

三诊：已无胃顶气，大便不干结，腹胀，舌淡苔白腻，脉弦细。

［**处方**］二诊方加槟榔 10g，续服 7 剂。

案2 李某，男，47 岁，2017 年 5 月 27 日初诊。

［**病史**］患者以"右肋下闷痛 1 个月余"就诊。患者 1 个月前无明显诱因出现右肋下闷痛，化验肝功能示 ALT 升高（具体数值不详），烦躁、易怒，大便偏烂，口干不欲饮，口不苦，自觉口中涩，纳可。余正常。舌淡暗苔白，脉弦缓。

［**处方**］小柴胡汤合当归芍药散加减。苍术 20g，茯苓 40g，泽泻 20g，当归 10g，白芍 15g，川芎 10g，柴胡 25g，党参 30g，黄芩 15g，薏苡仁 30g，芡实 15g，肉豆蔻 5g。4 剂，水煎服，日 1 剂。

二诊：诸症悉除。原方加减巩固治疗 19 剂，痊愈。

案3 彭某，男，46 岁，2017 年 5 月 22 日初诊。

［**病史**］患者双侧坐骨区皮肤脓肿、破溃，伴双脚麻木，口干无口苦，大便硬、干结，小便黄。舌暗苔白腻，舌底静脉迂曲，脉弦。

［**处方**］黄芪桂枝五物汤合桂枝茯苓丸加减。黄芪 50g，桂枝 15g，赤芍 15g，红枣 20g，茯苓 30g，白术 45g，枳实 15g，郁李仁 15g，半夏 15g，桃仁

10g，丹皮 15g，生姜 5 片。7 剂，水煎服，日 1 剂。

二诊：坐骨区皮肤溃疡及大便干结明显改善，双腿抽筋，小便黄，舌淡尖红苔白腻，舌底静脉迂曲，脉弦。

［处方］上方加益母草 30g、细辛 5g、石膏 45g，续服 7 剂。

三诊：坐骨区皮肤溃疡基本痊愈，大便干结明显改善，抽筋减轻，舌底静脉迂曲减轻，出汗较多，舌淡苔白，脉细。二诊方原方续服 7 剂。

后又此方加减治疗 10 余剂后病情缓解。

案 4 徐某，女，37 岁，2017 年 5 月 23 日初诊。

［**病史**］患者月经量少，痛经、色暗、血块，经前乳房胀痛，无口干口苦，怕冷，尤其膝关节怕冷明显。舌淡边齿痕苔白腻，脉弦细。

［**处方**］当归芍药散加减。当归 10g，川芎 10g，白芍 10g，苍术 15g，茯苓 20g，泽泻 20g，制附子 10g，柴胡 20g，香附 10g，细辛 5g。6 剂，水煎服，日 1 剂。

后此方加减治疗约 1 个月余，月经明显改善，月经量增多，痛经减轻。

案 5 陈某，女，39 岁，2017 年 6 月 14 日初诊。

［**病史**］患者自述常觉乏力，气短，腰酸痛，怕冷，月经色暗，量少，经常提前，无口干口苦，无头晕心悸，纳眠可，二便调。舌淡苔白，脉沉细。

［**处方**］茯苓杏仁甘草汤合甘草干姜茯苓白术汤合当归芍药散加减。干姜 10g，茯苓 30g，苍术 15g，杜仲 10g，怀牛膝 15g，川断 10g，当归 10g，白芍 10g，川芎 10g，泽泻 10g，杏仁 10g，炙甘草 10g。5 剂，水煎服，日 1 剂。

二诊：诸症改善。上方续服 5 剂。

案 6 麦某，女，38 岁，2017 年 6 月 13 日初诊。

［**病史**］患者长期以来工作及生活压力较大，情志抑郁，思想悲观，易悲伤哭泣，眠差，多噩梦，烦躁，全身游走性发热，心悸，怕冷又怕热，膝关节发凉，无口干口苦。舌淡苔白腻，脉沉细。

［**处方**］潜阳封髓丹合苓桂术甘汤合真武汤加减。制附子 10g，黄柏 15g，砂仁 10g，龟甲 10g，炙甘草 10g，龙骨 30g，牡蛎 30g，茯苓 30g，桂枝 10g，苍术 15g，白芍 15g，红枣 15g。3 剂，水煎服，日 1 剂。

二诊：全身游走性发热减轻，睡眠改善，仍情志抑郁，心烦，口稍苦，怕风，余症同前。舌淡苔白腻，脉沉细。

［**处方**］上方加柴胡 30g、黄芩 15g、防风 10g。续服 3 剂。

三诊：全身游走性发热减轻，睡眠改善，心悸也明显减轻。二诊方续服5剂。

后此方加减调理15剂，诸症改善。

案7 张某，男，70岁，2017年6月22日初诊。

[**病史**]患者经常头晕、目眩，双下肢水肿，四肢发凉，纳差，肩背疼痛，双耳听力下降，夜尿多，大便正常，口唇色暗，舌淡苔白腻，脉沉细。冠心病、高血压、颈椎病病史。辨为太阴少阴合病夹寒饮。

[**处方**]真武汤合五苓散加减。茯苓50g，苍术20g，制附子15g，白芍15g，猪苓20g，泽泻20g，桂枝15g，怀牛膝15g，益母草50g，桃仁10g，丹皮10g。4剂，水煎服，日1剂。

二诊：头晕、目眩减轻，水肿减轻，余同前。舌脉同前。上方续服4剂。

三诊：头晕、肩痛基本改善，纳食改善，双下肢夜间水肿，下肢软弱无力，夜尿多。舌淡胖苔白腻，脉沉细。

[**处方**]前方加减。茯苓50g，苍术20g，制附子15g，白芍15g，猪苓20g，泽泻20g，干姜10g，川芎10g，益母草50g，通草10g，细辛5g，当归10g。7剂，水煎服，日1剂。

案8 杨某，男，58岁，2017年7月13日初诊。

[**病史**]上腹闷痛半月余，餐后尤盛，嗳气，无反酸，无口干口苦，大便不成形，小便黄，舌淡苔腻微黄，脉沉细。

[**处方**]小建中汤加减。桂枝10g，白芍20g，红枣15g，炙甘草10g，木香15g，砂仁10g，佛手10g，陈皮20g，茯苓30g，半夏15g，栀子10g，苍术15g。5剂，水煎服，日1剂。

二诊：上腹闷痛改善，已无嗳气，餐后觉腹胀、气顶，大便不成形，小便黄，舌淡苔腻微黄，脉沉细。效不更方，上方续服7剂。

三诊：已无胃痛，反酸、嗳气，恶心，晨起口苦，大便不成形，舌淡苔白腻，脉沉。

[**处方**]易方为柴芍六君子汤加减。党参30g，白芍15g，柴胡20g，炙甘草10g，木香15g，砂仁10g，佛手10g，陈皮30g，茯苓30g，半夏15g，海螵蛸30g，苍术15g。7剂，水煎服，日1剂。

四诊：无胃痛，仍反酸，觉胃中热、胃顶气，舌淡苔白厚，脉沉细。

[**处方**]前方加减。党参30g，白芍15g，炙甘草10g，木香15g，砂仁10g，佛手10g，陈皮30g，茯苓15g，半夏15g，海螵蛸30g，白术30g，石膏

30g，淡竹叶 10g。7 剂，水煎服，日 1 剂。

后此方加减治疗约 15 剂，患者症状缓解。

案 9 郑某，男，50 岁，2018 年 3 月 20 日初诊。

［**病史**］患者高血压病多年，服用西药降压药（服用药物不详），血压维持在 160/110mmHg 左右，现头晕，口干、无口苦，觉舌干涩，面色晦暗，口唇色暗，无怕冷怕风，感觉咽有痰，无咽痛，偶咳嗽，大便次数多，不成形。舌淡红苔白腻，脉沉细。

［**处方**］小柴胡汤合当归芍药散合桂枝茯苓丸加减。柴胡 30g，党参 20g，苍术 15g，黄芩 15g，半夏 20g，白芍 15g，当归 10g，川芎 15g，桂枝 15g，茯苓 15g，丹皮 10g，桃仁 10g，泽泻 30g，炙甘草 10g，红枣 15g。7 剂，水煎服，日 1 剂。

二诊：头晕好转，余同前。舌淡红苔白腻，脉沉细。效不更方，原方续服 6 剂。

三诊：头晕明显改善，面色晦暗、唇色暗，舌干涩，口苦，无口干，大便正常。舌淡红苔白腻，脉沉细。

［**处方**］改桂枝为肉桂，续服 7 剂。

四诊：诸症明显改善，舌淡红苔白腻，脉沉细。三诊方续服 7 剂。

后此方加减调理半年余，血压控制平稳，无不适。

案 10 黄某，男，67 岁，2017 年 7 月 6 日初诊。

［**病史**］患者冠心病、高血压病史，常胸痛，西医院就诊因放支架困难，求治于中医。刻下症见：咳嗽，痰白、黏、难咯，左胸痛、刺痛，无心慌心悸，头重脚轻，口干无口苦，纳眠可，二便调。舌红苔白腻，脉细弦。

［**处方**］半夏 30g，厚朴 15g，茯苓 30g，杏仁 10g，苏子 15g，苍术 15g，五味子 10g，干姜 5g，陈皮 15g，枳实 15g，竹茹 15g，桂枝 10g，桃仁 10g，丹皮 10g，生姜 5 片。7 剂，水煎服，日 1 剂。

二诊：症状有所缓解，但缓解不明显，仍气喘，咳嗽，痰白、黏、难咯，口干，偶左胸刺痛，头晕。舌脉同前。

［**处方**］药物调整。半夏 20g，厚朴 20g，茯苓 30g，杏仁 10g，桔梗 20g，冬花 15g，射干 15g，五味子 10g，陈皮 15g，紫菀 15g，竹茹 15g，桂枝 10g，桃仁 10g，丹皮 15g，石膏 45g。续服 7 剂。

三诊：咳嗽减轻，口干无口苦，左胸刺痛、胸闷，头晕夜间明显，大便偏干，舌边尖红苔白腻，脉弦。

　　[**处方**]柴胡30g，熟大黄5g，枳实10g，黄芩15g，半夏20g，赤芍10g，红枣15g，桂枝15g，茯苓30g，丹皮15g，桃仁10g，炙甘草10g，苍术10g，生姜5片。7剂，水煎服，日1剂。

　　四诊：左胸疼痛，口干无口苦，咳嗽复加重，大便正常。舌淡苔白腻，脉弦。

　　[**处方**]细辛5g，半夏15g，炙甘草10g，五味子10g，干姜5g，石膏30g，紫菀10g，茯苓20g，丹皮15g，冬花10g，桂枝10g，桃仁10g。7剂，水煎服，日1剂。

　　五诊：左胸痛改善，偶尔胸闷，基本不咳嗽。余同前。

　　[**处方**]上方加丹参30g，续服7剂。

　　六诊：诸症明显改善，仅上腹闷痛，口干，大便稍干。舌淡苔白腻，脉弦。

　　[**处方**]柴胡30g，熟大黄5g，枳实10g，黄芩15g，半夏20g，赤芍10g，红枣10g，桂枝15g，茯苓30g，丹皮15g，桃仁10g，炙甘草10g，苍术10g，木香15g，生姜5片。7剂，水煎服，日1剂。

　　后继续服中药调理50余剂，病情稳定。

　　案11　樊某，男，65岁，2017年8月23日初诊。

　　[**病史**]患者长期胃部不适，闷胀感，反酸，纳可，食后缓解，晨起口苦，有时口干，大便烂，小便正常。舌淡苔白腻，脉弦细。

　　[**处方**]小建中汤合小柴胡汤加减。陈皮20g，柴胡30g，黄芩15g，半夏20g，木香20g，红枣15g，党参20g，苍术20g，茯苓30g，海螵蛸30g，炙甘草10g，桂枝10g，白芍15g。7剂，水煎服，日1剂。

　　二诊：胃闷稍缓解，仍反酸，已无口干口苦，大便烂，舌淡苔白腻，脉沉细。

　　[**处方**]改方为小建中汤合香砂六君子汤加减。陈皮30g，半夏20g，木香20g，红枣15g，党参20g，白术20g，茯苓30g，海螵蛸30g，炙甘草10g，桂枝10g，白芍15g，砂仁10g。7剂，水煎服，日1剂。

　　三诊：胃闷痛明显改善，反酸明显减轻。舌淡苔白腻，脉沉细。效不更方，原方续服21剂而愈。

　　案12　林某，男，42岁，2017年9月5日初诊。

　　[**病史**]患者觉疲劳、非常累，左肩、左上肢麻木，腰酸腰痛，颈项僵硬，怕冷怕风，无口干口苦，无汗出，二便正常，纳眠可，舌淡苔白腻，脉

沉细。

[**处方**] 葛根汤合麻黄附子细辛汤加减。伸筋草 20g，羌活 20g，独活 20g，桂枝 15g，白芍 15g，炙甘草 10g，葛根 90g，鸡血藤 30g，细辛 5g，麻黄 5g，制附子 10g。3 剂，水煎服，日 1 剂。

二诊：疲劳、累、肩痛明显缓解。

[**处方**] 上方加苍术 15g，续服 5 剂。

三诊：已愈，转而调理其他。

案 13 覃某，女，40 岁，2017 年 9 月 13 日初诊。

[**病史**] 患者出汗较多，每每汗出湿衣，无明显固定时间，出完汗后觉舒畅，口苦无口干，头痛，睡眠差，怕风，大便烂，小便正常，月经量少，痛经。舌暗胖大边齿痕苔白腻，脉沉细。

[**处方**] 桂枝汤合当归芍药散加减。柴胡 30g，黄芩 15g，桂枝 15g，白芍 15g，红枣 15g，浮小麦 30g，煅龙骨 30g，煅牡蛎 30g，当归 10g，川芎 10g，苍术 15g，茯苓 20g，泽泻 20g，炙甘草 10g。5 剂，水煎服，日 1 剂。

二诊：多汗症状基本改善。已无头痛，口苦口干渴，怕风减轻，余同前。

[**处方**] 上方加麦冬 15g。续服 7 剂。

三诊：多汗症状基本改善，无头痛，口苦减轻，稍口干，咽痛，睡眠好转，大便烂，舌暗胖大边齿痕苔白腻，脉沉细。

[**处方**] 首诊方基础上减桂枝为 10g，加桔梗 15g，续服 7 剂。痊愈。

案 14 孙某，男，61 岁，2017 年 9 月 13 日初诊。

[**病史**] 患者诉下半身多汗，汗液黏稠，口干口苦，大便干结，小便量少色黄、味臭，口唇紫暗，纳眠可，舌暗淡苔白腻，脉沉细。

[**处方**] 大柴胡汤合桂枝茯苓丸加减。柴胡 30g，熟大黄 5g，枳实 15g，黄芩 15g，半夏 15g，赤芍 15g，红枣 15g，桂枝 15g，茯苓 15g，丹皮 10g，桃仁 10g，白芍 15g，炙甘草 10g，煅龙骨 30g。5 剂，水煎服，日 1 剂。

二诊：多汗，尿臭改善，大便已不干燥，但是排便无力，余同前，舌暗淡苔白腻，脉沉细。

[**处方**] 上方改熟大黄为白术 30g，加浮小麦 30g，续服 7 剂。

案 15 韩某，男，20 岁，2017 年 9 月 15 日初诊。

[**病史**] 患者双下肢发沉伴无力 1 个月余，腰酸腰痛，汗出，口干，无口苦，大便不成形，纳眠可，舌淡苔白腻，脉沉细。

［**处方**］真武汤加减。附子 15g，白芍 20g，苍术 20g，茯苓 30g，党参 30g，伸筋草 20g，桂枝 15g，怀牛膝 30g，杜仲 10g，川断 10g，薏苡仁 30g，黄柏 15g，红枣 15g，炙甘草 10g，生姜 5 片。3 剂，水煎服，日 1 剂。

二诊：腰酸稍微减轻，仍双下肢发沉伴无力，口干明显，余同前。

［**处方**］前方改杜仲为麦冬 15g，续服 7 剂。

三诊：双下肢无力、腰酸腰痛明显改善，口干减轻，上方续服 5 剂，愈。

案 16 谢某，女，24 岁，2017 年 11 月 27 日初诊。

［**病史**］患者月经量少，色黑有血块，痛经，月经时小腹连及腰部疼痛，热敷缓解，口干无口苦，经常头晕头痛，手脚冰凉，冬季尤其明显，纳眠可，二便调。舌淡苔白腻，脉沉细。

［**处方**］当归四逆加吴茱萸生姜汤加减。红枣 15g，通草 10g，桂枝 10g，白芍 10g，当归 10g，细辛 5g，川芎 10g，苍术 15g，茯苓 30g，泽泻 20g，吴茱萸 5g，党参 20g，生姜 5 片。3 剂，水煎服，日 1 剂。

二诊：患者手足凉明显改善。原方续服 10 剂。

案 17 刘某，女，40 岁，2017 年 12 月 6 日初诊。

［**病史**］患者常年痛经，月经量少，色暗，有血块，易感冒，大便偏干，小便黄，左膝关节酸软，无口干口苦，舌淡苔白腻，脉沉细。

［**处方**］当归芍药散合麻黄附子细辛汤加减。当归 10g，白芍 15g，川芎 10g，苍术 15g，茯苓 30g，泽泻 20g，怀牛膝 20g，薏苡仁 30g，白术 15g，附子 10g，麻黄 5g，细辛 5g。5 剂，水煎服，日 1 剂。

二诊：便秘改善，余同前。前方不变，续服 7 剂。

三诊：左膝关节酸软、便秘基本改善。左膝关节稍痛，小便不黄，无口干口苦，眠稍差，易醒，舌淡苔白腻，脉沉细。

［**处方**］前方将怀牛膝增量至 30g，加桑寄生 20g，龙骨 30g，牡蛎 30g。续服 7 剂。

四诊：患者咽痛，左膝关节痛缓解，口干口苦，小便黄，舌淡苔白腻，脉沉细。

［**处方**］白芍 10g，川芎 10g，茯苓 30g，泽泻 20g，桔梗 10g，半夏 20g，白术 15g，羌活 10g，柴胡 30g，黄芩 15g，石膏 30g，丹皮 15g，桂枝 10g，桃仁 10g，姜黄 10g。4 剂，水煎服，日 1 剂。

五诊：患者膝关节痛基本改善，咽痛痊愈，口干无口苦，二便正常，睡眠易醒，月经 26 日来临，痛经较前减轻，月经量较前有所增多。已无咽痛，上方去桔梗；已无口苦，上方去柴胡；月经来临，上方去石膏、丹皮、桃仁；睡眠易醒，上方加龙骨、牡蛎各 30g、炙甘草 10g；姜黄增量至 15g，续服 7 剂。

案 18 杨某，女，50 岁，2017 年 12 月 8 日初诊。

［**病史**］患者反复咳嗽半年余，少量白痰，大便偏干，口干、口苦，小便黄，怕风怕冷，有汗出，舌淡苔白腻，脉右寸浮。

［**处方**］麻黄杏仁甘草石膏汤合桂苓五味甘草去桂加干姜细辛半夏汤加减。麻黄 10g，杏仁 10g，细辛 5g，半夏 25g，炙甘草 10g，五味子 10g，干姜 10g，苏子 10g，石膏 30g，紫菀 10g，茯苓 20g，桔梗 10g，射干 15g，冬花 10g，白芥子 10g。3 剂，水煎服，日 1 剂。

二诊：咳嗽明显减轻，上方续服 3 剂，愈。

案 19 肖某，女，70 岁，2017 年 12 月 11 日初诊。

［**病史**］患者双眼睑下垂 1 年，难入睡，大便正常，无口干口苦，余皆正常。舌淡苔白腻，脉沉细。

［**处方**］补中益气汤加减。黄芪 60g，党参 30g，白术 15g，陈皮 5g，升麻 5g，柴胡 5g，煅龙骨 30g，煅牡蛎 30g，附子 10g，葛根 30g，炙甘草 10g。7 剂，水煎服，日 1 剂。

二诊：双眼睑下垂痊愈，仍睡眠困难。余同前。上方不变续服 14 剂。

三诊：患者双眼睑下垂已痊愈，睡眠困难好转，但是胃顶气，舌淡苔微黄腻，脉沉细，易方为温胆汤合半夏泻心汤加减治疗。

案 20 陈某，男，48 岁，2017 年 12 月 18 日初诊。

［**病史**］患者有慢性支气管炎病史，近年来遇冷则咳嗽，冬季尤重。1 个月前受凉咳嗽至今未愈，故来就诊。刻下症见：咳嗽，咽痛、咽痒，痰多，色黄，夜间咳甚，无怕冷怕风，口干无口苦，纳眠可，二便调。舌淡苔白腻，脉沉细。

［**处方**］苓甘五味姜辛夏汤加减。干姜 5g，细辛 5g，五味子 10g，半夏 25g，茯苓 20g，紫菀 10g，冬花 10g，石膏 30g，橘红 20g，川贝 15g，牛蒡子 15g，荆芥 10g，桔梗 10g，炙甘草 15g。3 剂，水煎服，日 1 剂。

二诊：咳嗽好转，痰液减少，色白、稀。余同前。

［**处方**］前方调整。干姜 10g，细辛 5g，五味子 10g，半夏 20g，茯苓 20g，紫菀 10g，冬花 10g，杏仁 10g，陈皮 20g，枇杷叶 15g，苏子 15g，荆芥 10g，桔梗 10g，炙甘草 15g。3 剂，水煎服，日 1 剂。

三诊：咳嗽及痰多明显改善，口唇干，大便正常。舌淡苔白腻，脉沉细。上方去陈皮、苏子，加川贝 10g、天花粉 15g，续服 3 剂。

后继续此方加减治疗 15 剂，愈。

案 21　周某，女，57 岁，2017 年 12 月 22 日初诊。

［**病史**］患者大便烂 30 余年，但近 1 个月来无明显诱因出现大便干结，5~7 日一行，无口干口苦，腹部怕冷，口唇暗，牙龈出血，头晕，入睡困难，舌淡苔白腻，脉沉弦。高血压病史，血压控制可。

［**处方**］大黄附子汤加减。酒大黄 10g，附子 15g，细辛 5g，生地黄 30g，白术 30g，枳实 15g。5 剂，水煎服，日 1 剂。

二诊：大便干结缓解，腹部怕冷缓解，牙龈出血减少，入睡正常，已无头晕。但是排便无力。舌淡苔白腻，脉沉弦。

［**处方**］生地黄 45g，白术 45g，枳实 20g，麦冬 15g，桑叶 15g，玄参 20g，木香 15g。5 剂，水煎服，日 1 剂。

三诊：大便已正常。

［**处方**］上方加陈皮 10g，续服 7 剂。

案 22　肖某，男，50 岁，2018 年 1 月 5 日初诊。

［**病史**］患者痔疮多年，每天大便时出血，色红，点滴而下，大便不干，易口腔溃疡，无口干口苦，舌淡苔白腻，脉沉细。

［**处方**］赤豆当归散加减。当归 10g，赤小豆 90g，黄芩 15g，生地黄 50g，白术 15g，附子 10g，炙甘草 10g，阿胶 15g（烊化），灶心土 15g。5 剂，水煎服，日 1 剂。

二诊：痔疮出血已止。

［**处方**］上方减量。当归 10g，赤小豆 60g，黄芩 10g，生地黄 30g，白术 15g，附子 10g，炙甘草 10g，阿胶 10g（烊化）。续服 5 剂。

案 23　于某，女，28 岁，2018 年 1 月 10 日就诊。

［**病史**］患者脂肪肝、胆囊炎病史，近日觉肝区胀痛，伴刺痛，尤其是进食油腻后明显，口干、口苦，大便偏干，小便可，舌质红苔白腻，脉沉细。

［**处方**］大柴胡汤合桂枝茯苓丸加减。柴胡 30g，黄芩 15g，半夏 15g，枳实 10g，酒大黄 5g，桂枝 10g，茯苓 15g，桃仁 10g，丹皮 10g，白芍 15g，生姜 10g，大枣 15g，薏苡仁 30g，炙甘草 10g。5 剂，水煎服，日 1 剂。

二诊：肝区痛消失。

［**处方**］上方去薏苡仁，加白术 15g，泽泻 30g，续服 7 剂。嘱注意饮食及运动。

案 24 唐某，男，64 岁，2017 年 6 月 19 日初诊。

［**病史**］患者有左肺癌，化疗后，自觉疲倦、乏力，左侧胸痛、胸闷、胸水，腰痛，口干无口苦，大便正常，小便可。舌淡苔白厚腻，脉弦缓无力。四诊合参辨证为少阳阳明合病夹血瘀痰湿。

［**处方**］大柴胡汤合桂枝茯苓丸加减。柴胡 30g，熟大黄 5g，厚朴 15g，黄芩 15g，法半夏 20g，赤芍 20g，红枣 15g，桂枝 15g，茯苓 50g，丹皮 10g，桃仁 10g，益母草 60g，苍术 20g，当归 15g，川芎 15g。4 剂，水煎服，日 1 剂。

二诊：患者自觉诸症改善，上方续服 7 剂。

此案患者刚开始不太相信中医能治疗自己的癌症，因此只接受开 4 剂中药试试，结果服完 4 剂中药后自觉诸症改善，遂坚持服用中药 1 年余，期间不断根据患者的证型变化辨证处方，坚持有是证则用是方，效果良好。

案 25 莫某，男，45 岁，2018 年 1 月 22 日初诊。

［**病史**］患者头晕、头痛 3 个月，以目框痛、前额两侧疼痛为主，左眼白睛红赤，大便干结，小便黄，无口干口苦，入睡困难，易醒，舌淡苔白腻，脉沉细寸浮。

［**处方**］大柴胡汤合桂枝茯苓丸加减。柴胡 30g，黄芩 15g，半夏 20g，生大黄 5g，龙骨 30g，牡蛎 30g，桂枝 10g，茯苓 10g，桃仁 10g，丹皮 15g，白芍 15g，川芎 20g，白芷 10g，石膏 45g，枳实 15g，炙甘草 10g。3 剂，水煎服，日 1 剂。

二诊：睡眠改善，头晕头痛减轻，口干，大便干。上方续服 5 剂。

三诊：已无头晕、头痛，大便正常，口干无口苦，左眼仍红赤肿胀。

［**处方**］柴胡 30g，龙胆草 15g，半夏 15g，决明子 15g，龙骨 30g，牡蛎 30g，桂枝 10g，茯苓 20g，桃仁 10g，丹皮 15g，白芍 15g，川芎 30g，木贼草 20g，石膏 40g，枳实 15g，炙甘草 10g。5 剂，水煎服，日 1 剂。

后回访，已愈。

案 26 李某，女，71 岁，2018 年 1 月 3 日初诊。

［**病史**］患者觉胸骨后气堵、憋闷，伴心悸，口干，夜间尤甚，无口苦，大便数天未排，舌淡苔白，脉弦数。

［**处方**］枳术汤加减。白术 40g，枳实 15g，陈皮 30g，郁李仁 15g，牡蛎

30g，天花粉 15g，桂枝 10g，茯苓 15g，炙甘草 10g，龙骨 30g，生姜 3 片。3 剂，水煎服，日 1 剂。

二诊：口干、气堵、大便均改善，仍心悸，偶心痛。

［处方］上方增量至桂枝 20g，茯苓 30g，再加丹参 30g。续服 3 剂。

三诊：大便正常，1 天 1 次，现心悸，入睡困难。

［处方］二诊方基础上去生姜、丹参，加生地黄 20g，百合 30g，半夏 20g。4 剂，水煎服，日 1 剂。

四诊：心悸明显改善，但昨晚因生活琐事与家人发脾气后心烦。

［处方］三诊方基础上加柴胡 15g，香附 10g，栀子 10g。续服 3 剂，水煎服，日 1 剂。

五诊：诸症改善。上方不变，续服 3 剂，愈。

案 27 李某，男，63 岁，2018 年 3 月 7 日初诊。

［病史］患者血小板低下 10 余年，原因未明，今日化验值为 $16.0 \times 10^9/L$，无出血点及瘀斑，无口干及口苦，无明显不适，纳可，二便正常。舌淡苔白腻，脉沉弱。高血压、糖尿病、高脂血症病史，控制可。

［处方］真武汤合当归芍药散加减。附子 15g，苍术 20g，茯苓 30g，党参 20g，干姜 10g，白芍 10g，当归 10g，川芎 10g，泽泻 30g。5 剂，水煎服，日 1 剂。

二诊：病情同前，舌淡苔白腻，脉寸关浮尺沉。

［处方］前方加减。附子 15g，苍术 15g，茯苓 30g，党参 20g，干姜 10g，白芍 10g，当归 10g，川芎 10g，泽泻 30g，炒山楂 15g，熟地黄 30g，炙甘草 10g。续服 7 剂。

三诊：复查血小板已上升至 $270 \times 10^9/L$，左手麻，腰痛，口干，无口苦，舌淡暗苔白腻，脉沉细弱。

［处方］前方加减。附子 20g，苍术 15g，茯苓 30g，葛根 30g，干姜 10g，白芍 10g，当归 10g，川芎 10g，泽泻 30g，丹皮 15g，炙甘草 10g，太子参 20g。续服 7 剂。

后患者未能坚持治疗。

案 28 黄某，女，42 岁，2018 年 3 月 12 初诊。

［病史］患者突然停经 3 个月余，伴腹部闷胀，入睡困难，睡眠多梦，易怒，出汗多，口干无口苦，怕冷，二便正常。舌淡苔白腻，脉沉细。

［处方］柴胡桂枝干姜汤加减。柴胡 30g，黄芩 15g，桂枝 15g，炙甘草

10g，天花粉 15g，牡蛎 30g，龙骨 30g，白芍 15g，枳实 15g，茯苓 30g，泽泻 30g，苍术 15g，当归 10g，川芎 10g，干姜 10g。7 剂，水煎服，日 1 剂。

二诊：月经未至，睡眠明显改善，口干、多汗亦好转，大便正常。舌淡苔白腻，脉沉细。

[处方] 前方调整。柴胡 30g，黄芩 15g，肉桂 10g，炙甘草 10g，天花粉 15g，牡蛎 30g，龙骨 30g，白芍 15g，茯苓 30g，泽泻 30g，苍术 15g，当归 20g，川芎 20g，黄连 10g。6 剂，水煎服，日 1 剂。

三诊：诸症明显改善，月经仍未至。舌淡苔白腻，脉沉细。

[处方] 二诊方基础上加丹皮 20g。续服 7 剂。

四诊：诸症皆明显改善，月经未至，但觉胸前憋闷，舌暗苔白腻，脉沉细。

[处方] 香附 15g，黄芩 15g，桂枝 10g，炙甘草 10g，麦冬 15g，吴茱萸 5g，郁金 15g，赤芍 15g，茯苓 30g，泽泻 20g，苍术 15g，当归 20g，川芎 20g，丹皮 20g，党参 30g。7 剂，水煎服，日 1 剂。

五诊：服完上药后月经来潮。上方续服 8 剂。

继续调理 4 个月余，月经正常。

案 29 梁某，男，47 岁，2018 年 3 月 20 日初诊。

[病史] 患者臀部皮肤瘙痒，红疹，咽痒，无咽痛，小便黄，大便带血（痔疮），少汗，舌淡苔白腻，脉沉细。

[处方] 赤豆当归散合半夏厚朴汤加减。赤小豆 50g，当归 10g，槐花 20g，生地黄 30g，薏苡仁 30g，枳壳 15g，桔梗 10g，法半夏 20g，厚朴 15g，茯苓 20g，苏叶 10g，生姜 3 片。3 剂，水煎服，日 1 剂。

二诊：臀痒、咽痒明显改善。

[处方] 原方加石膏 30g，续服 5 剂。

案 30 黄某，男，35 岁，2018 年 3 月 22 日初诊。

[病史] 患者眠差，入睡困难，右肋痛，右腰痛，心悸，心烦，颈肩痛，手足冷，大便先干后稀，头晕胀，咽干，口苦，双膝关节痛，舌淡苔白腻，脉沉细。

[处方] 柴胡桂枝干姜汤加减。柴胡 30g，黄芩 15g，葛根 30g，牡蛎 30g，龙骨 30g，桂枝 15g，黄连 10g，干姜 10g，制附子 10g，茯苓 30g，苍术 15g，白芍 15g，枳壳 15g，炙甘草 10g，威灵仙 20g。4 剂，水煎服，日 1 剂。

二诊：自觉诸症改善明显，现觉胸闷，心悸，咽干痛，大便正常，舌淡苔白腻，脉弦。

［处方］大柴胡汤合桂枝茯苓丸加减。柴胡 30g，生大黄 5g，枳实 15g，黄芩 15g，法半夏 20g，赤芍 15g，陈皮 30g，红枣 15g，桂枝 15g，茯苓 30g，丹皮 20g，桃仁 15g，石膏 40g，桔梗 10g，炙甘草 10g。5 剂，水煎服，日 1 剂。

三诊：胸闷、心悸、口干明显改善，睡眠改善，仍多梦，咽无干痛，腰痛，关节痛，胃闷痛，舌淡边齿痕苔腻微黄，右脉关弦左脉尺浮。

［处方］二诊方易生大黄为白术 30g，去石膏、桔梗，加炮姜 10g、怀牛膝 40g、菖蒲 20g。续服 7 剂。

后继续加减调理约半年余，诸症始不明显。

案 31 林某，女，32 岁，2018 年 3 月 26 日初诊。

［病史］患者产后未坐月子，现头两侧疼痛，伴头晕、短气，恶心欲吐，腰痛难伸，怕风怕冷，无口干口苦，大便干结，月经不规律，舌淡苔白腻，脉沉细。

［处方］葛根汤合吴茱萸汤加减。麻黄 10g，葛根 30g，桂枝 15g，白芍 15g，生姜 7 片，红枣 20g，苍术 15g，白术 30g，茯苓 15g，吴茱萸 10g，党参 20g，干姜 10g，川芎 15g，怀牛膝 30g。3 剂，水煎服，日 1 剂。

二诊：头痛、头晕、欲吐已无，大便改善，仅腰痛，气短，舌淡苔白腻，脉沉细。

［处方］前方加减。葛根 30g，桂枝 15g，白芍 15g，红枣 20g，杜仲 15g，白术 30g，茯苓 15g，党参 20g，独活 20g，川断 15g，怀牛膝 30g，炙甘草 10g。续服 5 剂。

三诊：诸症消失，仅余口干，腰痛。

［处方］上方易白术为苍术 15g，去党参，加干姜 10g。续服 7 剂。

后因流产来调理，诉服前药已愈。

案 32 郑某，女，21 岁，2018 年 3 月 29 日初诊。

［病史］患者下颌痤疮反复发作，经前尤其明显，月经规律，经色暗，经量少，血块较多，第一天痛经，口稍干无口苦，大便偏干，难入睡，手足冷，舌淡苔白腻，脉沉细。

［处方］温经汤加减。吴茱萸 10g，川芎 10g，当归 10g，白芍 15g，丹皮 20g，肉桂 10g，法半夏 20g，麦冬 30g，干姜 5g，党参 15g，桃仁 10g，石膏 30g，蒲公英 20g，柴胡 30g，黄芩 10g。4 剂，水煎服，日 1 剂。

二诊：大便干已缓解，痤疮有改善，舌淡苔白腻，脉沉细。

［**处方**］上方蒲公英改为连翘 30g。续服 7 剂。

三诊：痤疮色暗，口干烦渴，无口苦，面色萎黄。

［**处方**］苏子 30g，夏枯草 30g，牡蛎 30g，赤芍 20g，丹皮 30g，桂枝 10g，制附子 10g，黄柏 15g，砂仁 10g，鳖甲 30g，桃仁 20g，石膏 30g，连翘 30g，柴胡 30g，蒲公英 20g。7 剂，水煎服，日 1 剂。

四诊：痤疮减少，月经色黑，无口干口苦。舌脉同前。

［**处方**］前方加减。麦冬 20g，法半夏 20g，牡蛎 30g，赤芍 30g，丹皮 30g，肉桂 5g，制附子 10g，黄芩 30g，砂仁 5g，王不留行 30g，当归 10g，吴茱萸 5g，川芎 10g，银花 30g，蒲公英 30g。5 剂，水煎服，日 1 剂。

五诊：痤疮明显减轻，无明显不适，舌淡白苔白腻，脉沉细。前方续服 7 剂。

案 33 梁某，男，40 岁，2018 年 3 月 29 日初诊。

［**病史**］患者消瘦，面色晦暗，唇暗，大便有黏液，欲中医调理故来就诊。刻下症见：大便黏液，无腹痛，手足冷，耳鸣，右肩背酸痛，口干无口苦，小便黄，舌淡苔白腻，脉沉细。乙肝小三阳病史。

［**处方**］乌梅丸加减。细辛 5g，肉桂 10g，乌梅 10g，黄连 10g，黄柏 15g，当归 10g，党参 15g，炮姜 10g，制附子 10g，苍术 15g，茯苓 30g，姜黄 15g，羌活 15g，石膏 30g，葛根 30g。5 剂，水煎服，日 1 剂。

二诊：大便黏液消失，右肩背酸痛，手足冷，耳鸣，舌淡苔白腻，右脉弦缓。

［**处方**］当归四逆汤加减。当归 15g，细辛 10g，通草 10g，桂枝 10g，白芍 10g，红枣 20g，葛根 45g，羌活 20g，姜黄 15g，桑枝 15g。7 剂，水煎服，日 1 剂。

三诊：手足冷改善明显，肩背痛改善，大便黏液反复，舌淡苔白腻，右脉寸关浮细。

［**处方**］前方调整剂量。当归 20g，细辛 5g，通草 10g，桂枝 15g，白芍 15g，红枣 20g，葛根 45g，羌活 20g，姜黄 20g，黄芩 20g，黄连 5g，炙甘草 10g。续服 6 剂。

四诊：手足冷明显改善，无大便黏液，唇暗，腰酸无力，后背重，口苦。

［**处方**］前方去葛根、黄连，加怀牛膝 30g，干姜 10g，茯苓 30g，苍术 15g，防己 10g。续服 10 剂。

后加减调理4个月余，诸症消失。

案34 白某，男，33岁，2018年5月16日初诊。

[病史] 患者头晕，乏力，多梦，多汗，胃胀痛，腰痛，唇暗，舌淡苔白腻，脉沉无力。

[处方] 苓桂术甘汤加减。茯苓30g，桂枝10g，白术15g，干姜10g，煅牡蛎30g，煅龙骨30g，制附子15g，白芍15g，大枣15g，木香15g，砂仁10g，炙甘草10g，车前子30g，怀牛膝30g。14剂，水煎服，日1剂。

二诊：服药期间腰痛改善，偶胃坠痛，无头晕，脱发，大便正常，无口干口苦，舌淡边齿痕，苔白腻，脉沉无力。上方续服10剂。

三诊：腰痛，脱发明显减少，记忆力差，舌淡苔白腻，脉沉弦。

[处方] 前方加薏苡仁30g，续服10剂。

后改膏方调理1个月余，诸症基本消失。

案35 柯某，男，31岁，2019年7月13日初诊。

[病史] 患者痛风，右脚踝红肿疼痛，不能行走，口干口苦，大便正常，舌淡苔黄腻，脉弦。

[处方] 桂枝芍药知母汤加减。桂枝20g，白芍30g，知母45g，麻黄10g，防风30g，制附子15g，苍术20g，炙甘草10g，石膏45g，怀牛膝30g，川牛膝30g，独活30g，黄芩20g，羌活15g，薏苡仁60g。3剂，水煎服，日1剂。

二诊：疼痛完全消失。原方续服8剂。巩固疗效。

案36 黄某，女，24岁，2018年3月5日初诊。

[病史] 患者甲状腺肿大3年余，伴有颜面发红，双眼突出，头面汗多，怕热，心慌心悸，口干，无口苦，大便烂，日3~4次，舌淡苔白腻，脉沉细。西医诊断为甲状腺功能亢进（化验单未见）。

[处方] 柴胡桂枝干姜汤加减。柴胡30g，黄芩15g，桂枝20g，炙甘草10g，天花粉20g，煅牡蛎30g，煅龙骨30g，炮姜10g，苍术15g，党参20g，夏枯草15g，浙贝10g，昆布20g。3剂，水煎服，日1剂。

二诊：心慌心悸改善，大便烂，日2~3次，余同前。

[处方] 前方加茯苓30g、薏苡仁30g，续服6剂。

三诊：已无心悸，大便烂，日1~2次，仍头汗多，余同前。舌边尖红苔白腻，脉沉细。

［**处方**］前方加减。柴胡 30g，黄芩 15g，桂枝 20g，甘草 10g，天花粉 30g，牡蛎 30g，丹皮 20g，炮姜 10g，苍术 20g，党参 20g，夏枯草 15g，浙贝 30g，炒栀子 15g，茯苓 30g，薏苡仁 30g。6 剂，水煎服，日 1 剂。

四诊：头汗明显减少，口干，无口苦，大便稀烂。舌淡苔白腻，脉沉细。继续前方加减治疗半年余，诸症改善。